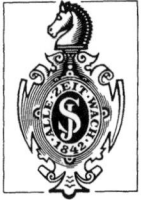

Fachschwester
Fachpfleger

Neurologie

Ute Bierstedt

Neurochirurgische Krankheitsbilder und ihre Pflege

Unter Mitarbeit von Joerg Vieweg

Mit 66 Abbildungen

Springer-Verlag
Berlin Heidelberg New York
London Paris Tokyo
Hong Kong Barcelona

Ute Bierstedt
Krankenschwester
Methfesselstraße 6
D-2000 Hamburg

Jörg Vieweg
c/o Masch
Waldemar-Bonsels-Weg 164
D-2070 Ahrensburg

ISBN-13: 978-3-540-52153-2   e-ISBN-13: 978-3-642-75423-4
DOI: 10.1007/978-3-642-75423-4

CIP-Kurztitelaufnahme der Deutschen Bibliothek
Bierstedt, Ute: Neurochirurgische Krankheitsbilder und ihre Pflege /
Ute Bierstedt. - Berlin ; Heidelberg ; New York ; London ;
Paris ; Tokyo ; Hong Kong ; Barcelona : Springer, 1990
   (Fachschwester, Fachpfleger : Neurologie)

Dieses Werk ist urheberrechtlich geschützt. Die dadurch begründeten Rechte, insbesondere die der Übersetzung, des Nachdrucks, des Vortrags, der Entnahme von Abbildungen und Tabellen, der Funksendung, der Mikroverfilmung oder der Vervielfältigung auf anderen Wegen und der Speicherung in Datenverarbeitungsanlagen, bleiben, auch bei nur auszugsweiser Verwertung, vorbehalten. Eine Vervielfältigung dieses Werkes oder von Teilen dieses Werkes ist auch im Einzelfall nur in den Grenzen der gesetzlichen Bestimmungen des Urheberrechtsgesetzes der Bundesrepublik Deutschland vom 9. September 1965 in der jeweils geltenden Fassung zulässig. Sie ist grundsätzlich vergütungspflichtig. Zuwiderhandlungen unterliegen den Strafbestimmungen des Urheberrechtsgesetzes.

© Springer-Verlag Berlin Heidelberg 1990

Die Wiedergabe von Gebrauchsnamen, Handelsnamen, Warenbezeichnungen usw. in diesem Werk berechtigt auch ohne besondere Kennzeichnung nicht zu der Annahme, daß solche Namen im Sinne der Warenzeichen- und Markenschutz-Gesetzgebung als frei zu betrachten wären und daher von jedermann benutzt werden dürften.

Produkthaftung: Für Angaben über Dosierungsanweisungen und Applikationsformen kann vom Verlag keine Gewähr übernommen werden. Derartige Angaben müssen vom jeweiligen Anwender im Einzelfall anhand anderer Literaturstellen auf ihre Richtigkeit überprüft werden.

2119/3140-5 4 3 2 1 0 - Gedruckt auf säurefreiem Papier.

Vorwort

Dieses Buch ist ein Ergebnis meiner Tätigkeit als Krankenschwester auf einer neurochirurgischen Abteilung im Universitätsspital Zürich.
Die Motivation hierzu ergab sich aus dem bestehenden Mangel an Literatur über neurochirurgische Krankenpflege.
Mein Anliegen besteht darin, die Betreuung und professionelle Krankenpflege im Bereich der Neurochirurgie transparent zu machen und aufzuzeigen, daß die Pflege der Kranken sich nicht zufällig ergibt, sondern konsequent vom Krankheitsbild des Patienten unter Berücksichtigung seiner Individualität abgeleitet wird, um den Patienten in seinem Krankheits- und Heilungsprozeß zu fördern und zu unterstützen.
Eingangs gebe ich Grundlagen vor, die das Krankenpflegepersonal beherrschen sollte, um die neurochirurgischen Krankheitsbilder nachvollziehen zu können.
Anhand der Krankheitsbilder mit ihren spezifischen Symptomen und Auswirkungen auf den Patienten wird der Pflegeprozeß abgeleitet. Dieser ergibt sich immer aus der Klinik der Erkrankungen, die zu Problemstellungen führt. Daraus lassen sich Zielsetzungen formulieren, die nur durch konkrete Pflegemaßnahmen erreicht werden können.
Dieses Buch erhebt keinen Anspruch auf Vollständigkeit oder Absolutheit, da z. T. Maßnahmen einfließen, die ihren Ursprung in der langjährigen Erfahrung des Pflegeteams haben.
Ich habe mich bemüht, diese Praxiserfahrungen logisch zu begründen, so daß sie für den Leser nachvollziehbar werden.
Ich hoffe sehr, daß dieses Buch ein fachgerechtes Hilfsmittel für meine Berufsgruppe sein wird, da es aus pflegerischer Sicht geschrieben ist und somit seinen Schwerpunkt in der Pflege hat.
Ferner hoffe ich hiermit, einen Beitrag geleistet zu haben, daß das Krankenpflegepersonal sich mehr auf sein Berufsbewußtsein bezieht und sich nicht mehr von angrenzenden Berufsgruppen fremdbestimmen läßt.
Besonderen Grund zu danken habe ich der Mitarbeit von Joerg Vieweg, ohne dessen Geduld und Engagement die Überarbeitung des Manuskripts kaum möglich gewesen wäre.

Hamburg, im Oktober 1990   Ute Bierstedt

Inhalt

1	**Knöcherne Umhüllung des Zentralnervensystems**	1
1.1	Hirnschädel	1
1.2	Gesichtsschädel	4
2	**Gehirn**	7
2.1	Unterteilung	7
2.1.1	Großhirn	10
2.1.2	Kleinhirn	10
2.1.3	Stammhirn	12
2.2	Blutversorgung des Gehirns	14
2.2.1	Arterielle Versorgung	14
2.2.2	Venöser Abfluß	16
3	**Hirn- und Rückenmarkhäute**	17
4	**Nervensystem**	21
4.1	Autonomes, vegetatives Nervensystem	21
4.2	Zerebrospinales Nervensystem	22
5	**Schmerz**	25
5.1	Betrachtung des Schmerzes auf körperlicher Ebene	25
5.2	Betrachtung des Schmerzes auf psychischer Ebene	28
5.3	Schmerzbehandlung und Schmerzlinderung	28
6	**Beobachtung von neurochirurgischen Patienten**	29
6.1	Grundlagen der Beobachtung	29
6.2	Beobachtung von Merkmalen bei der Pflege	31
7	**Neurochirurgische Diagnostik – pflegerische Vor- und Nachsorge**	35
7.1	Röntgenologische Untersuchungen (Nativaufnahmen)	35
7.1.1	Schädel	35
7.1.2	Wirbelsäule	35
7.2	Computertomographie	36
7.3	Kernspinresonanztomographie	37
7.4	Elektroenzephalographie (EEG) und Elektromyographie (EMG)	39

7.4.1	EEG	39
7.4.2	EMG	39
7.5	Lumbalpunktion	40
7.6	Subokzipitalpunktion	43
7.7	Myelographie	43
7.8	Hirnszintigraphie	44
7.9	Knochenszintigraphie	45
7.10	Hirndurchblutungsmessung	45
7.11	Zerebrale Angiographie	46
7.12	Liquorzirkulationsprüfung	47
7.13	Doppler-Sonographie	48
7.14	Digitale Substraktionsangiographie	48
7.15	Spinale Angiographie	48
7.16	Ventrikulographie	49
7.17	Transossäre Phlebographie	49
7.18	Diskographie	49
8	**Epilepsie**	**50**
9	**Infektionen des Zentralnervensystems**	**52**
9.1	Enzephalitis	52
9.1.1	Bakterielle Enzephalitis	52
9.1.2	Virale Enzephalitis	52
9.2	Meningitis	53
9.2.1	Akute eitrige Meningitis	53
9.2.2	„Aseptische" seröse Meningitis	54
9.2.3	Chronische Meningitis	54
10	**Intrakranielle Drucksteigerung**	**56**
10.1	Hirnödem	56
11	**Hydrozephalus**	**59**
12	**Hirntod**	**62**
13	**Arteriovenöse Mißbildungen**	**64**
13.1	Angiome	64
14	**Hirntumoren**	**66**
14.1	Astrozytom	67
14.2	Ependymom	67
14.3	Epidermoid	67
14.4	Glioblastom	68
14.5	Hämangioblastom	68
14.6	Hypophysenadenom	68
14.7	Kraniopharyngeom	72

14.8	Kolloidzyste	72
14.9	Medulloblastom	72
14.10	Meningiom	73
14.11	Neurinom	73
14.12	Oligodendrogliome	73
14.13	Plexuspapillom	74
14.14	Spongioblastom	74
14.15	Sarkom	74
15	**Spontane intrakranielle Blutungen**	**75**
15.1	Subarachnoidalblutung	75
15.2	Subduralblutung	81
15.3	Epiduralblutung	81
16	**Kraniotomie**	**83**
17	**Neurologische Kontrollen**	**88**
17.1	Grundlagen der Bewußtseinsbeobachtung	88
17.2	Protokollbeispiel einer neurologischen Kontrolle	89
18	**Hemiplegie**	**92**
18.1	Pflegecheck bei Hemiplegie (Übersicht)	92
18.2	Pflegesituation bei Hemiplegiepatienten	93
18.2.1	Raumverhalten	93
18.2.2	Lagerung	94
18.2.3	Aktivitäten im Bett	96
18.2.4	Transfer	99
18.2.5	Grundübungen	99
18.2.6	Gehen	99
18.2.7	Ernährung	100
18.2.8	Blasen-Darm-Entleerung	100
18.2.9	Psychisch-geistige Aktivität	100
18.2.10	Sprachprobleme	101
18.2.11	Faszioorale Therapie	101
19	**Nervenverletzungen im peripheren Nervensystem**	**106**
20	**Diskushernie**	**109**
21	**Rückenmarkverletzungen**	**113**
22	**Spinale Tumoren**	**118**
Literatur		**120**
Glossar		**121**
Register		**130**

1 Knöcherne Umhüllung des Zentralnervensystems (ZNS)

Am Schädel werden 2 Teile unterschieden (Abb. 1.1):

der #Hirnschädel   – #Neurokranium,
der #Gesichtsschädel – #Viszerokranium.

1.1 Hirnschädel

Das Neurokranium wird von folgenden Knochen gebildet, die das Gehirn direkt umschließen und schützen:

- Os frontale   – Stirnbein,
- Os parietale   – Scheitelbein,
- Os temporale   – Schläfenbein,
- Os occipitale   – Hinterhauptbein,
- Os sphenoidale – Keilbein,
- Os ethmoidale – Siebbein

Das Stirnbein, die beiden Scheitelbeine sowie die Schuppen der Schläfenbeine, *Squama ossis temporalis,* und der größte Teil des Hinterhauptbeins bilden die Schädelkalotte oder das Schädeldach.

Die Schädelbasis setzt sich aus den, zum Stirnbein gehörenden Dächern der Augenhöhle, dem Keilbein, den Felsenbeinen, welche Teile des Schläfenbeins sind, und dem Hinterhauptbein zusammen.

Als Verbindungsknochen zum Gesichtsschädel liegt zwischen dem basalen Anteil des Stirnbeins und dem Keilbein die Siebbeinplatte, *Lamina cribriformis,* durch deren Löcher die Fasern der Riechnerven ziehen.

Die Schädelknochen sind untereinander fest durch die Schädelnähte verbunden. Im Kindesalter sind sie noch nicht knöchern durchbaut und erscheinen daher klaffend, wodurch die *Fontanellen* entstehen. Die wichtigsten Schädelnähte sind:

- Sutura coronalis   – Kranznaht,
- Sutura sagittalis   – Pfeilnaht,
- Sutura lambdoidea – Lambdanaht.

Die Schädelbasis, *Basis cranii* (Abb. 1.2), wird vorn vom Os ethmoidale gebildet. Nach hinten folgt das Os sphenoidale, woran das Os occipitale stößt. Seitlich liegen die beiden Ossa temporalia.

Das *Siebbein* besteht aus einem senkrechten Blatt, *Lamina perpendicularis* einer quergestellten, durchlöcherten Platte, *Lamina cirbrosa,* durch welche die Nn. olfactorii hindurchziehen, ferner aus dem Hahnenkamm, *Crista galli,* woran sich auch die Dura mater heftet, und seitlich aus dem Siebbeinlabyrinth, welches die Siebbeinzellen, *Cellulae ethmoidalis,* umschließt. Das Siebbein beteiligt sich an der Bildung der Nasenhöhlen und an der inneren Begrenzung der Augenhöhlen.

Das #*Keilbein* ist der Mittelpunkt der Basis cranii. Es besteht aus dem Körper, der die Keilbeinhöhle, *Sinus sphenoidalis,* umschließt und dem Türkensattel, *Sella turcica,* der die Hypophyse umhüllt.

Die beiden kleinen Keilbeinflügel, *Alae minores,* schließen nach hinten die vordere Schädelgrube, *Fossa cranii anteriores,* ab.

Die beiden großen Keilbeinflügel, *Alae majores,* helfen, den Boden der mittleren Schädelgrube, *Fossa cranii media,* zu bilden.

Die beiden Flügelfortsätze, *Processus pterygoidei,* ziehen nach unten.

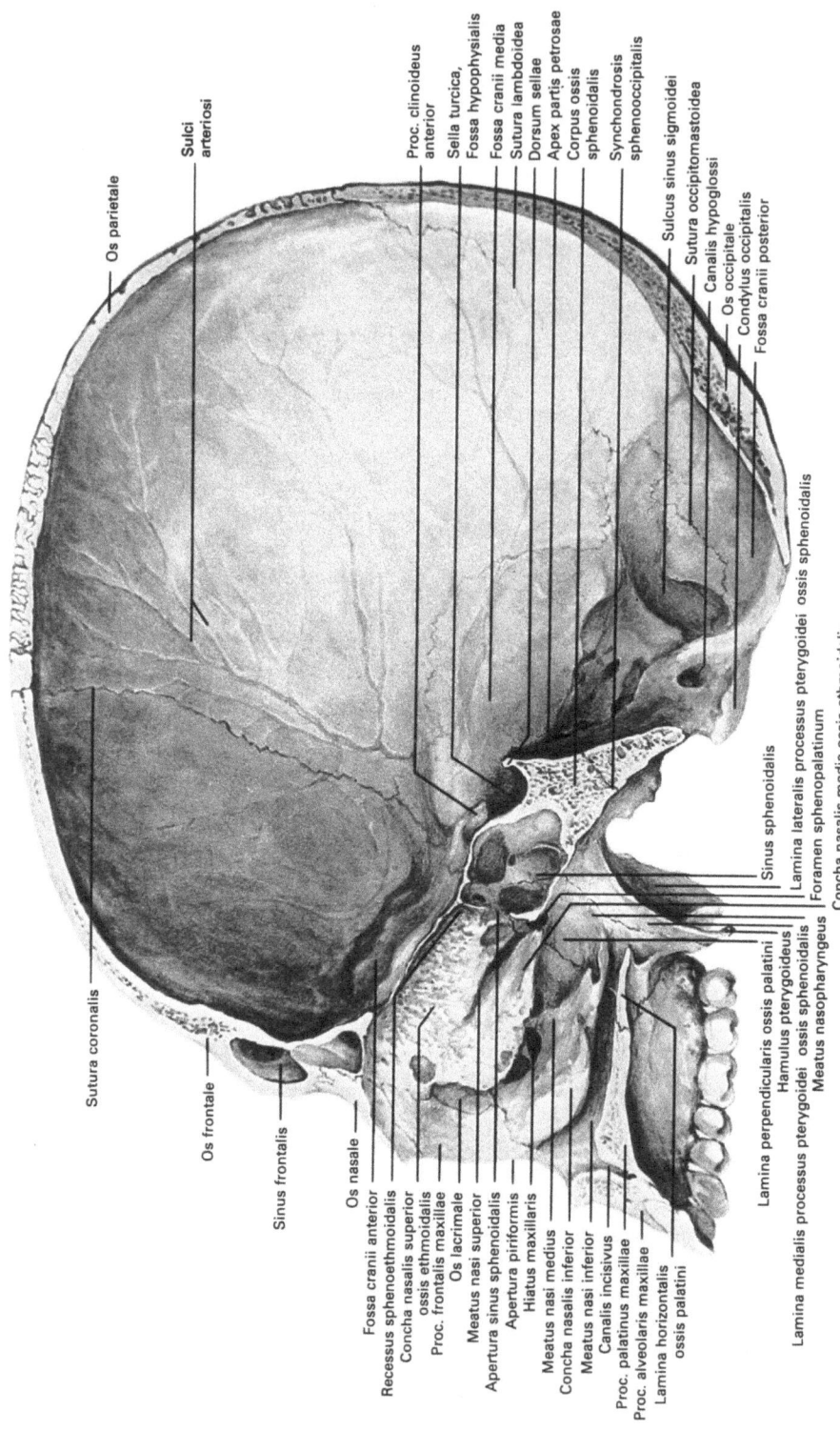

Abb. 1.1. Schädel (Cranium). Sagittalschnitt, Ansicht von medial. (Aus Bertolini u. Leutert 1982)

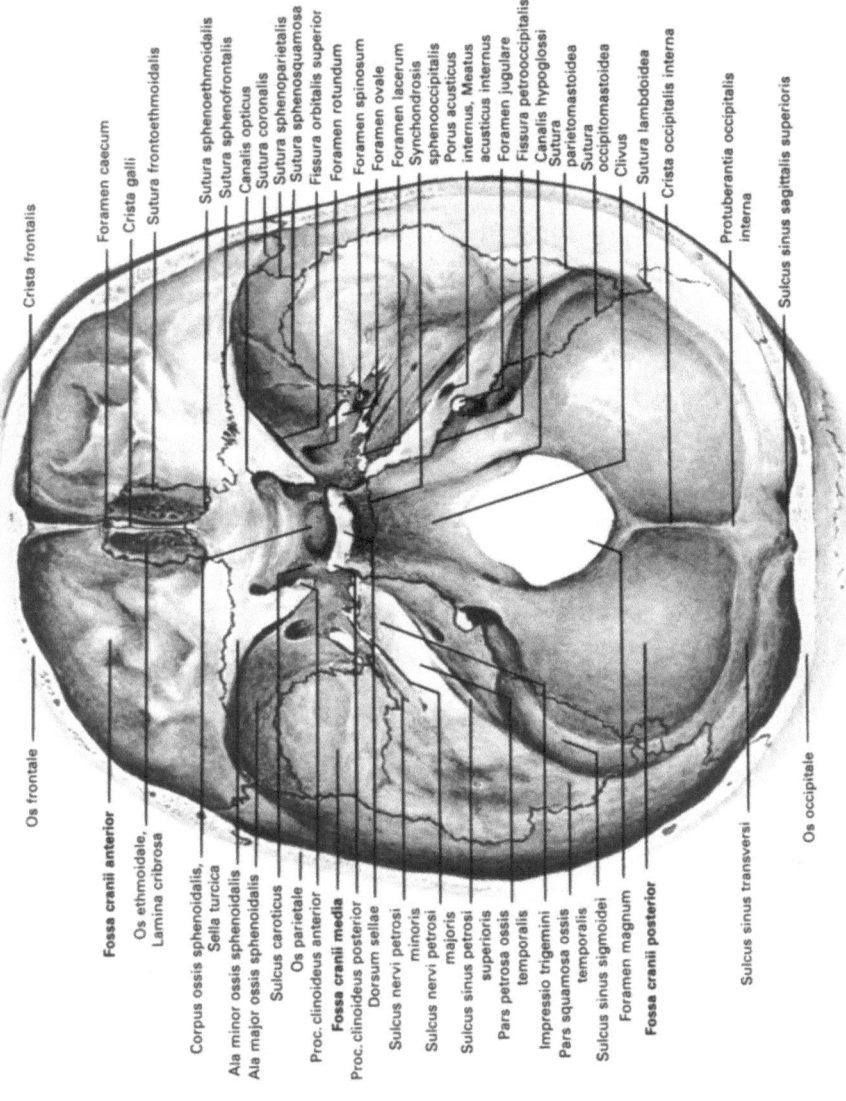

Abb. 1.2. Schädelbasis (Basis cranii interna) von oben. (Aus Bertolini u. Leutert 1982)

Zwischen dem kleinen und dem großen Keilbeinflügel liegt die obere Augenhöhlenspalte, *Fissura orbitalis superior,* welche den ersten Hauptast des Trigeminus (#N. ophthalmicus) und die Augenmuskelnerven 3, 4 und 6 in die Augenhöhle durchtreten läßt.
N. opticus und die Augenarterie, #*A. ophthalmica,* benutzen einen eigenen Kanal, *Canalis opticus.*
Durch die großen Flügel treten der 2. und 3. Hauptast des N. trigeminus aus dem Schädel aus.
Der #N. maxillaris verläßt den Schädel durch das runde Loch, *Foramen rutundum.* Der #N. mandibularis zieht durch das ovale Loch, *Foramen ovale.* Dahinter liegt das kleine Loch, *Foramen spinosum,* für die kleine Arterie, welche die #Dura mater versorgt, die #*A. meningea media.*
Der Basalteil des #Hinterhauptbeins schließt nach hinten an den Keilbeinkörper an. Er umrandet mit den beiden Seitenteilen das große #Hinterhauptloch, *Foramen magnum* (Abb. 1.3).
Durch dieses gelangen das Rückenmark, die beiden Wirbelarterien, #*A. vertebralis,* und die Rückenmarkwurzeln, *Radices spinales,* des Hirnnervenpaares VI in den Schädel.
Zur Schädelbasis rechnen wir das Felsenbein, *Pars petrosa,* das auf beiden Seiten das Innenrohr umschließt.
Der innere Gehörgang läßt den VII. und VIII. Hirnnerven in das Felsenbein eintreten.
Ein besonderer Kanal enthält die innere Halsschlagader, die das Gehirn versorgt.
Zwischen #Schläfenbein und Hinterhauptbein liegt das Loch für die innere Drosselvene, *Foramen jugulare mit V. jugularis interna.* Diese bildet sich aus dem Zusammenschluß des S-förmigen Hirnblutleiters, *Sinus sigmoideus* und des unteren Felsenblutleiters, *Sinus petrosus inferior.*
Durch das Loch der Drosselvene treten die Nerven der Vagusgruppe IX, X und XI aus dem Schädel.
Hinter dem Pars petrosa liegt der Warzenfortsatz, *Processus masteoideus,* welcher die Warzenfortsatzstellen, *Cellulae mastoideae,* enthält,
die mit dem Mittelohrraum zusammenhängen. Nach vorn liegt an der Unterseite des Schläfenbeins die Gelenkpfanne für das Kiefergelenk.
Durch die kleinen Keilbeinflügel und die Oberkante der Felsenbeine wird der Schädelgrund beiderseits in die Schädelgruben, *Fossa oranii anterior, media und posterior,* unterteilt.
In der vorderen Schädelgrube liegt das Stirnhirn, in der mittleren der Schläfenlappen und in der hinteren das Kleinhirn und der Hinterhauptlappen.

1.2 Gesichtsschädel

Zum Gesichtsschädel (Abb. 1.4) gehören
- Oberkiefer,
- Jochbein,
- Nasenbein,
- Tränenbein,
- Gaumenbein,
- Pflugscharbein,
- untere Nasenmuschel,
- Unterkiefer.

Der Oberkiefer, *Maxilla,* umschließt die Kieferhöhle, *Sinus maxillaris.*
Sein zahntragender Fortsatz enthält die Wurzeln und Zähne des Oberkiefers. Sein Gaumenfortsatz bildet den größten Teil des harten Gaumes.
Durch die Nähte sind mit dem Oberkiefer verbunden: das Jochbein, *Os zygomaticum,* das Nasenbein, *Os nasale,* das Tränenbein, *Os lacrimale,* das Gaumenbein, *Os palatinum,* das Pflugscharbein, *Vomer,* und die Nasenmuschel, *Concha nasalis inferior.* Mit dem übrigen Schädel besteht durch den Unterkiefer, *Mandibula,* eine gelenkige Verbindung. Die Mandibula wird von einem Corpus und 2 aufsteigenden Ästen, *Rami,* gebildet.
Dort, wo die Rami aus dem Corpus abgehen, befindet sich der Kieferwinkel, *Angulus mandibulae.*
Der aufsteigende Ast endet in einem Gelenkfortsatz, *Processus condylaris,* und einem Mus-

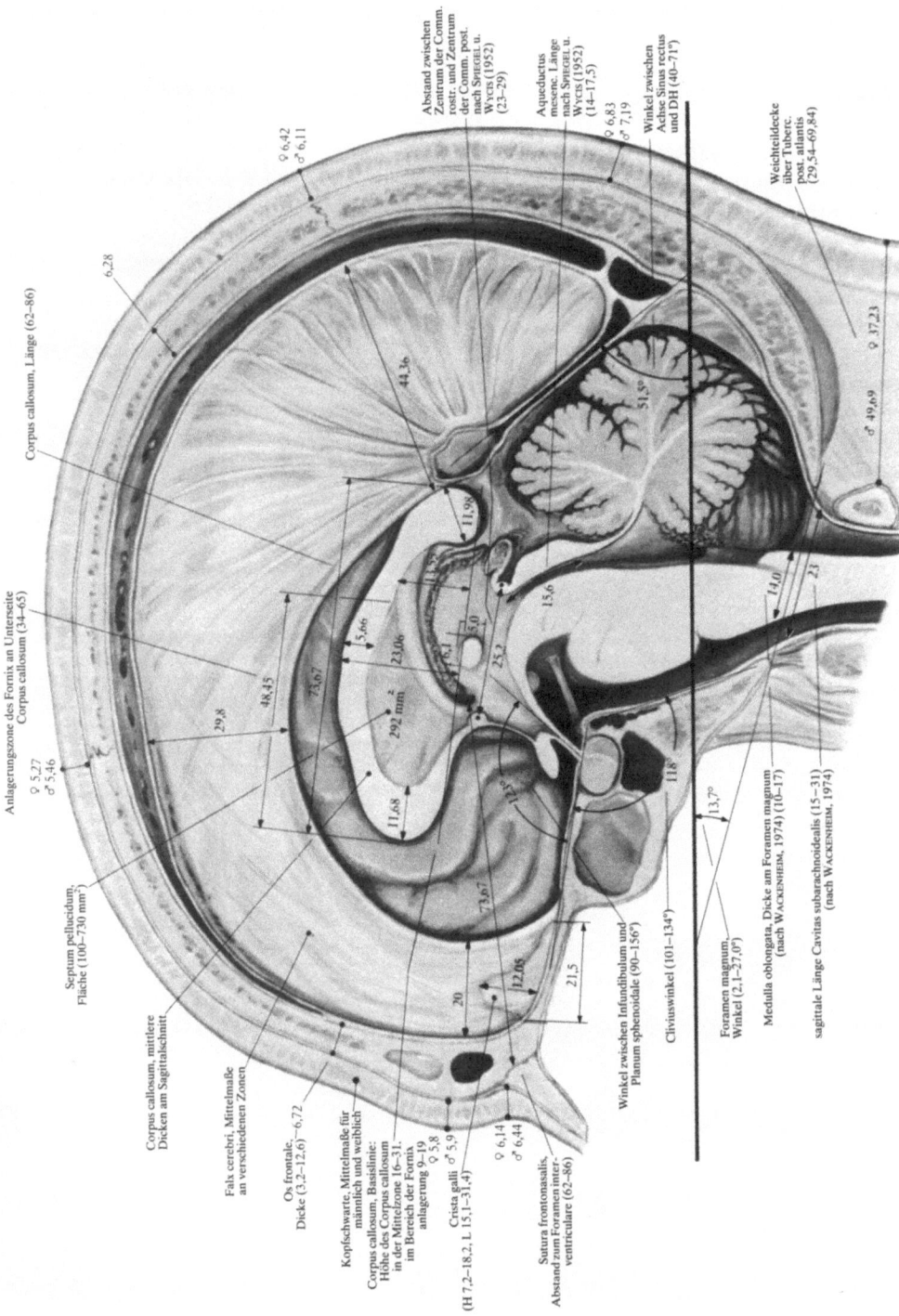

Abb. 1.3. Kraniozerebrale Topographie.
Ärztlich wichtige Maße und Winkel der Medianstrukturen. Mittelwerte (in mm) an den Meßlinien, Grenzwerte an den Hinweislinien.
(Aus Lanz u. Wachsmut 1979)

kelfortsatz, *Processus coronoideus.* Hieran heftet sich auch der Schläfenmuskel an.

Kopfmuskulatur

Man unterscheidet nach Tätigkeit und Nervenversorgung die *mimische Gesichtsmuskulatur* und die *Kaumuskulatur.*

Mimische Muskulatur: Sie bildet um die Öffnungen des Gesichts ringförmige Muskeln, liefert die muskuläre Grundlage der Wangen durch den M. buccinator und ermöglicht die Ausdrucksfähigkeit des Gesichts. Der M. buccinator wird vom N. facialis, dem VII. Hirnnerv, innerviert.

Kaumuskulatur: Sie dient zum Kauen und Sprechen und besteht aus:

- Zubeißer: Schläfenmuskel (*M. temporalis*), Kaumuskel (*M. masseter*), innerer Flügelmuskel (*M. pterygoideus medialis*),
- Vorwärtszieher: äußerer Flügelmuskel (*M. pterygoideus lateralis*),
- Rückzieher: hinterer Schläfenmuskel (*M. temporalis posterior*),
- Öffner: oberer Zungenbeinmuskel.

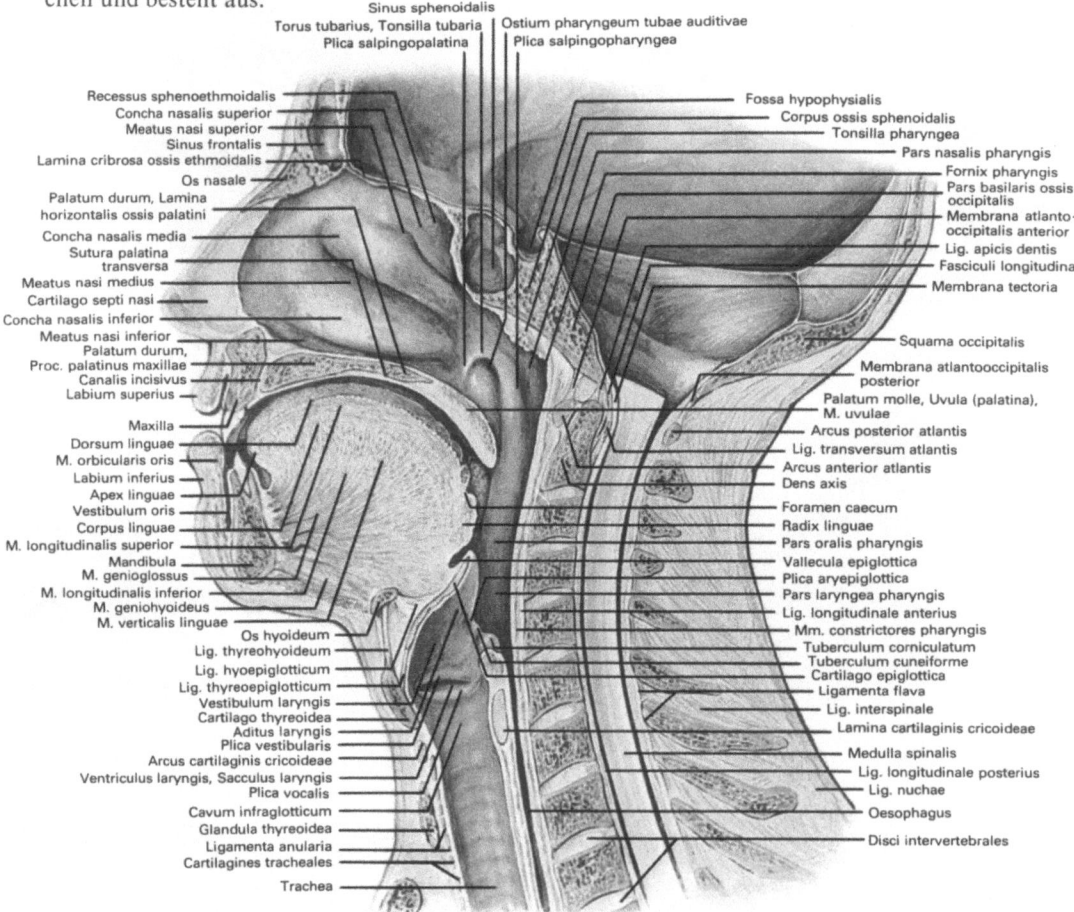

Abb. 1.4. Kopf (Caput) und Hals (Collum). Medianschnitt, Ansicht von links. Knöcherne Nasenscheidewand (Septum nasi osseum) und Gehirn (Enzephalon) entfernt. (Aus Bertolini u. Leutert 1982)

2 Gehirn

2.1 Unterteilung

Allein die äußere Betrachtung des Hirns läßt eine Unterteilung in 3 Bereiche zu (Abb. 2.1). Man erkennt

- das Großhirn,
- das Stammhirn und
- das Kleinhirn.

Diese Unterteilung ist in den unterschiedlichen Funktionen dieser Hirnteile begründet.
So fungiert das #Großhirn als übergeordnetes Steuerorgan für bestimmte Körperfunktionen. Das #Stammhirn steuert alle unbewußten Regulationsabläufe.

Das #Kleinhirn schließlich koordiniert die vom Großhirn kommenden Bewegungsimpulse, bevor diese über das Rückenmark und die Nerven zu den Muskeln gelangen.
Aus der Entwicklung des Hirns lassen sich dann noch mal andere Teile unterscheiden. Diese sind das

- Endhirn (Telenzephalon),
- Zwischenhirn (Dienzephalon; Abb. 2.2),
- Mittelhirn (Metenzephalon; Abb. 2.3),
- Nachhirn (Myelenzephalon).

Das Nachhirn ist die #Medulla oblongata, welche den Übergang von Stammhirn zum Rückenmark bildet.
Unter dem Begriff Stammhirn werden alle

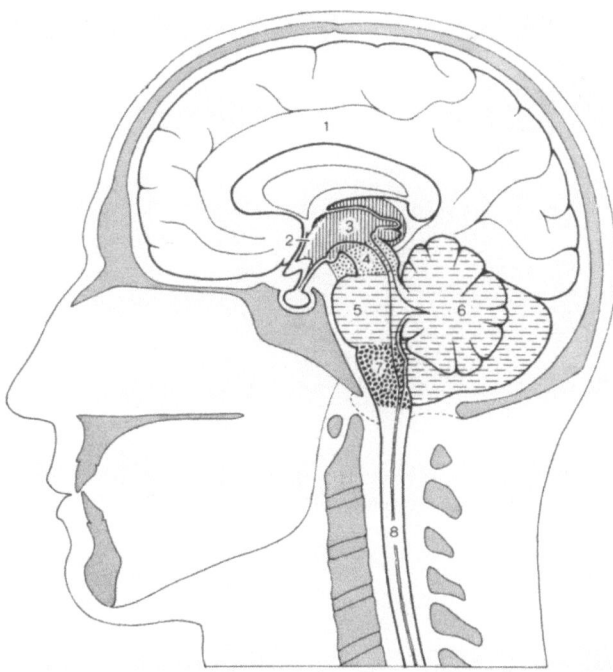

Abb. 2.1. Mediane Oberfläche der rechten Hirnhälfte im Medianschnitt durch den Kopf. Die Lage der größeren Hirnabschnitte ist angegeben. (Aus Nieuvenhuys 1990)

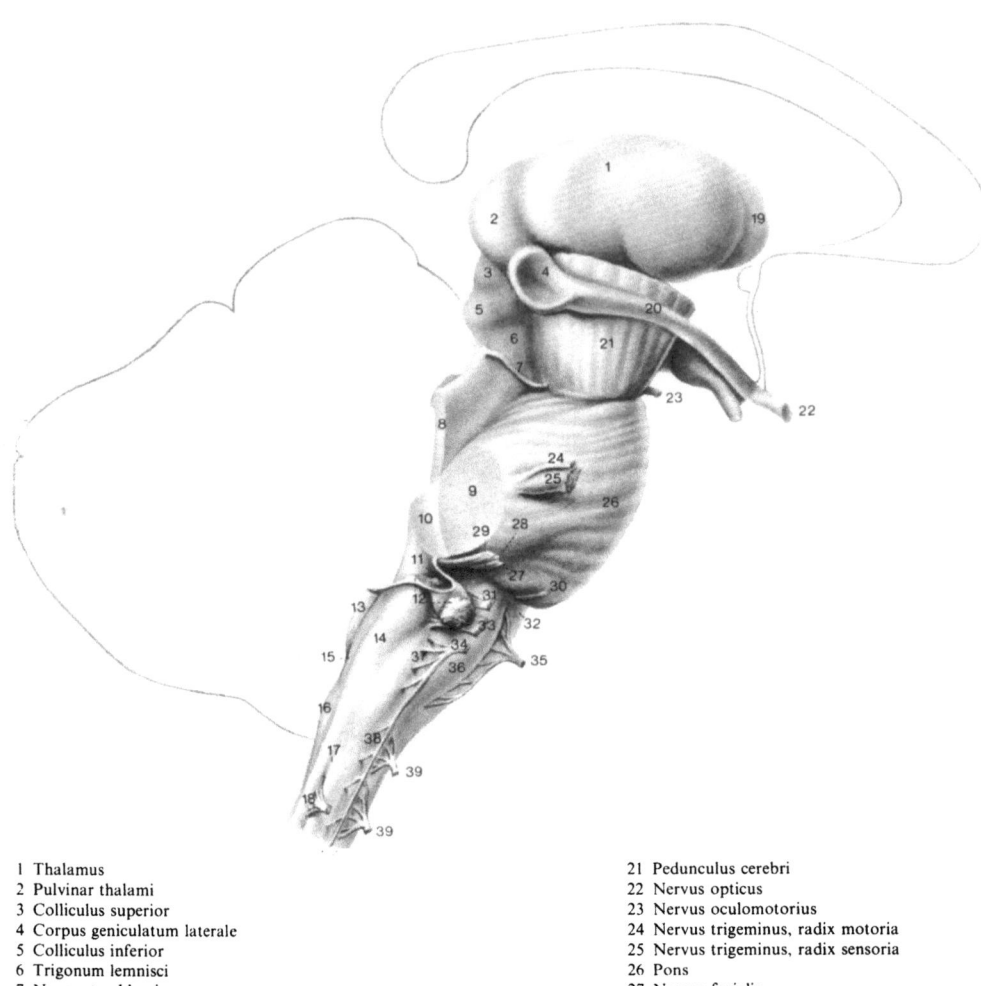

1 Thalamus
2 Pulvinar thalami
3 Colliculus superior
4 Corpus geniculatum laterale
5 Colliculus inferior
6 Trigonum lemnisci
7 Nervus trochlearis
8 Pedunculus cerebellaris superior
9 Pedunculus cerebellaris medius
10 Pedunculus cerebellaris inferior
11 Recessus lateralis ventriculi quarti
12 Plexus choroideus ventriculi quarti
13 Tela choroidea ventriculi quarti
14 Tuberculum nuclei cuneati
15 Obex
16 Tuberculum nuclei gracilis
17 Sulcus lateralis posterior
18 Radix dorsalis nervi spinalis
19 Tuberculum anterius thalami
20 Tractus opticus

21 Pedunculus cerebri
22 Nervus opticus
23 Nervus oculomotorius
24 Nervus trigeminus, radix motoria
25 Nervus trigeminus, radix sensoria
26 Pons
27 Nervus facialis
28 Nervus intermedius
29 Nervus vestibulocochlearis
30 Nervus abducens
31 Nervus glossopharyngeus
32 Pyramis
33 Nervus vagus
34 Nervus accessorius
35 Nervus hypoglossus
36 Oliva
37 Radices craniales nervi accessorii
38 Radices spinales nervi accessorii
39 Radices ventrales nervi spinalis

Abb. 2.2. Lateralansicht des Hirnstamms und Diencephalons nach Entfernung der den Thalamus umgebenden Strukturen (Aus Nieuvenhuys 1990)

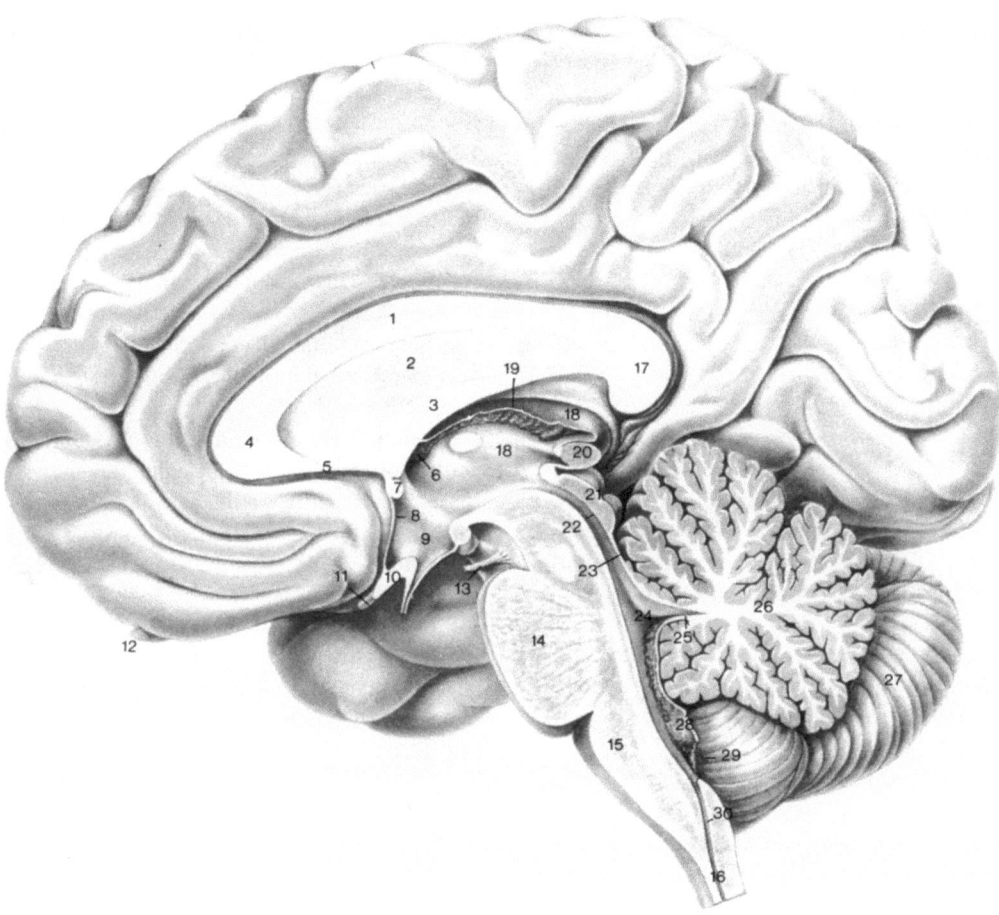

1 Truncus corporis callosi
2 Septum pellucidum
3 Fornix
4 Genu corporis callosi
5 Rostrum corporis callosi
6 Foramen interventriculare
7 Commissura anterior
8 Lamina terminalis
9 Hypothalamus
10 Chiasma opticum
11 Nervus opticus
12 Bulbus olfactorius
13 Nervus oculomotorius
14 Pons
15 Medulla oblongata
16 Medulla spinalis

17 Splenium corporis callosi
18 Thalamus
19 Tela choroidea ventriculi tertii
20 Corpus pineale
21 Lamina quadrigemina
22 Aqueductus cerebri
23 Velum medullare superius
24 Ventriculus quartus
25 Velum medullare inferius
26 Vermis cerebelli
27 Hemisphaerium cerebelli
28 Tela choroidea ventriculi quarti
29 Apertura mediana ventriculi quarti
30 Canalis centralis

Abb. 2.3. Medianansicht der rechten Gehirnhälfte. (Aus Nieuvenhuys 1990)

Hirnanteile, mit Ausnahme des Kleinhirns, zusammengefaßt.
Unter dem Begriff #Hirnstamm versteht man dagegen alle Hirnanteile mit Ausnahme der Rinde, der weißen Substanz des Großhirns sowie des Kleinhirns (Abb. 2.4).

2.1.1 Großhirn

Das Großhirn stellt beim Menschen den größten Teil des Hirns dar. Es gehört zum sog. Endhirn (Telenzephalon).

Äußerlich ist es in 4 Lappen unterteilt:
- Stirnlappen   – Lobus frontalis,
- Scheitellappen   – Lobus parietalis,
- Schläfenlappen   – Lobus temporalis,
- Hinterhauptlappen   – Lobus occipitalis.

Das Großhirn wird durch zahlreichende Furchen (Sulci) und Windungen (Gyri) untergliedert; so trennen sie auch die einzelnen Lappen voneinander.
Bei der Betrachtung eines aufgeschnittenen Hirns zeigt sich deutlich die grau gefärbte Hirnrinde und das weiße Marklager, in welches wiederum graue Zonen eingelagert sind, die sog. Hirnkerne. Für eine ganze Reihe von Großhirnbezirken kann so die ungefähre Funktion angegeben werden.
So ist die vordere Zentralwindung, *Gyrus praecentralis,* eines der wichtigsten Areale für die Bewegungsabläufe. Sie steuert u. a. die Bewegung von Zunge, Kiefer, Lippen, Nacken, Finger, Hand, Arm, Schulter, Rumpf, Hüfte, bis hin zu den Zehen. Die Nervenzellen in der vorderen Zentralwindung sind der Ausgangspunkt für die *Pyramidenbahn,* die wichtigste Bahn der Willkürmotorik des Körpers. Sie kreuzt an einer Erhebung der Medulla oblongata auf die Gegenseite, wodurch verständlich wird, daß die rechte vordere Zentralwindung die linke Körperseite steuert und umgekehrt.
Obwohl die Pyramidenbahn von ihrem Ausgangspunkt ohne wesentliche Unterbrechungen bis an die Vorderhornzelle gelangt, unterliegen dennoch alle Bewegungen mehrfachen Kontrollen, welche auf Verbindung der vorderen Zentralwindung mit anderen Zentren des Hirns, insbesondere aber dem alle Bewegungen koordinierenden Kleinhirn, beruhen.
Die beiden Großhirnhälften (#*Hemisphären*) werden über Kommissurbahnen, die über den Balken (Corpus callosum) laufen, verbunden (s. Abb. 1.3).
Auf der *hinteren Zentralwindung* liegt die Körperfühlsphäre, die für die Empfindungen verantwortlich ist.
Die beiden #Hemisphären (Abb. 2.5 und 2.6) sind funktionell nicht vollkommen gleichwertig; in der Regel ist die linke dominant, insbesondere bei Rechtshändern.
Die „Händigkeit" eines Menschen ist von der gegenüberliegenden Hemisphäre abhängig, während die für das Sprechen und Sprachverständnis notwendigen Zentren fast immer in der linken Hemisphäre liegen. Das Sprachzentrum befindet sich an der lateralen Seite des Stirnhirns.

2.1.2 Kleinhirn

Das Kleinhirn (Abb. 2.2), welches in der hinteren Schädelgrube gelegen ist, besteht ähnlich wie das Großhirn, aus 2 halbkugelförmigen Hemisphären und dem dazu in der Mitte liegenden Kleinhirnwurm.
Die Verbindungsbahnen zum Großhirn laufen über den Kleinhirnstiel.
Auch das Kleinhirn weist eine Gliederung von Furchen und Windungen auf.
Da die Aufgabe des Kleinhirns in der Koordination aller Bewegungen sowie in der Aufrechterhaltung der normalen Körperstellung besteht, laufen sowohl vom Gleichgewichtsorgan als auch von allen Gelenken, Muskeln und Sehnen Impulse zum Kleinhirn, um die Stellung im Raum jederzeit kontrolliert zu gewährleisten.

1 Ventriculus lateralis
2 Ventriculus tertius
3 Corpus pineale
4 Brachium colliculi superioris
5 Colliculus superior
6 Brachium colliculi inferioris
7 Colliculus inferior
8 Pedunculus cerebri

25 Taenia choroidea
26 Lamina affixa
27 Stria terminalis
28 Stria medullaris thalami
29 Taenia thalami
30 Trigonum habenulae
31 Pulvinar thalami
32 Corpus geniculatum mediale
33 Corpus geniculatum laterale

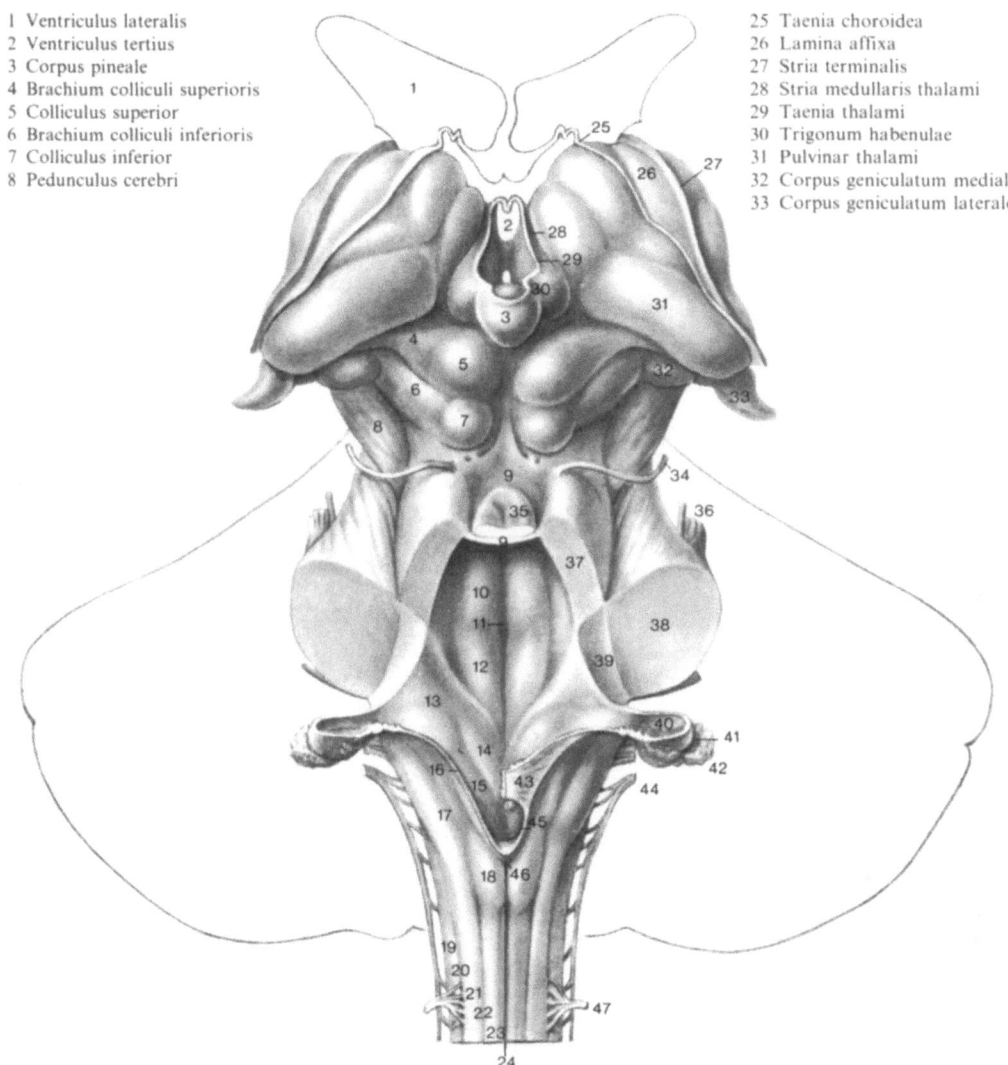

9 Velum medullare superius
10 Eminentia medialis
11 Sulcus medianus (ventriculi quarti)
12 Colliculus facialis
13 Area vestibularis
14 Trigonum nervi hypoglossi
15 Tigonum nervi vagi
16 Taenia ventriculi quarti
17 Tuberculum nuclei cuneati
18 Tuberculum nuclei gracilis
19 Funiculus lateralis
20 Sulcus lateralis posterior
21 Fasciculus cuneatus
22 Sulcus intermedius posterior
23 Fasciculus gracilis
24 Sulcus medianus posterior

34 Nervus trochlearis
35 Lingula cerebelli
36 Nervus trigeminus
37 Pedunculus cerebellaris superior
38 Pedunculus cerebellaris medius
39 Pedunculus cerebellaris inferior
40 Recessus lateralis ventriculi quarti
41 Apertura lateralis ventriculi quarti
42 Plexus choroideus ventriculi quarti
43 Tela choroidea ventriculi quarti
44 Nervus accessorius
45 Apertura mediana ventriculi quarti
46 Obex
47 Radix dorsalis nervi spinalis

Abb. 2.4. Dorsaler Aufblick auf den Hirnstamm und das Diencephalon nach Entfernung der den Thalamus umgebenden Strukturen. Das Kleinhirn ist im Umriß angedeutet. (Aus Nieuvenhuys 1990)

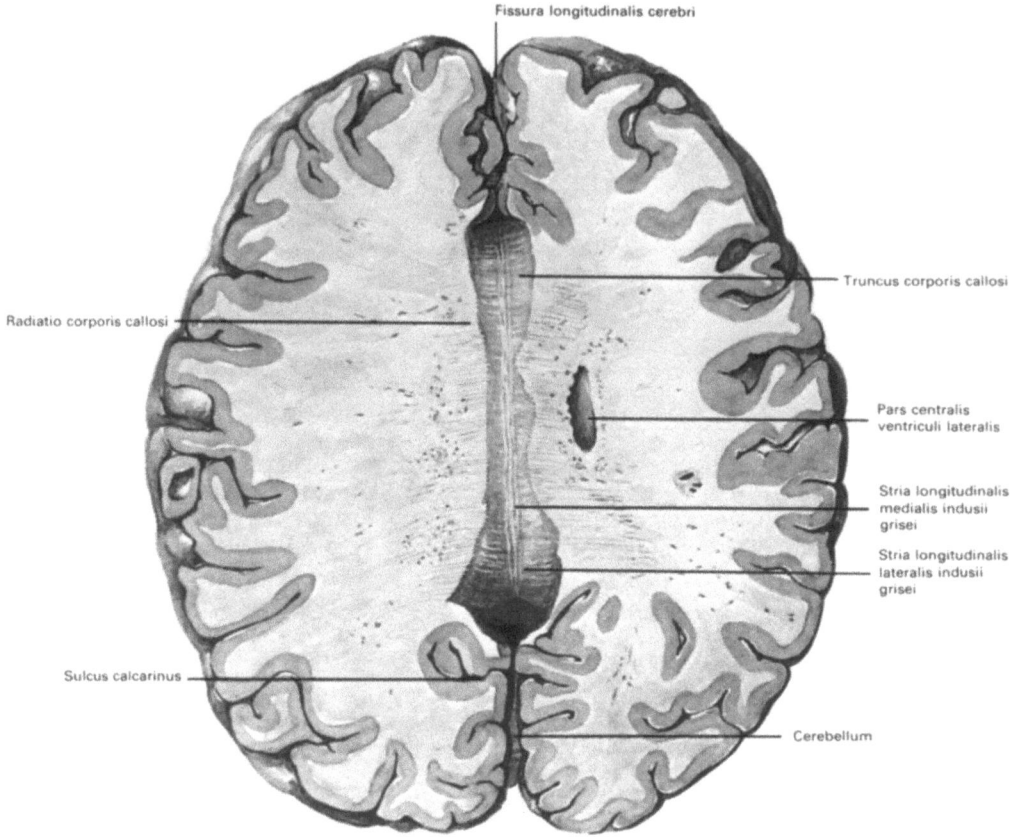

Abb. 2.5. Gehirn (Enzephalon). Horizontalschnitt oberhalb des Balkens, Ansicht von oben. (Aus Bertolini u. Leutert 1982)

2.1.3 Stammhirn

Im Stammhirn (s. Abb. 2.2 und 2.4) liegen die Reflexzentren, in welchen die unbewußte Steuerung aller Lebensfunktionen abläuft. So enthält es einen Großteil der Nervenbahnen von und zum Großhirn; gleichzeitig werden diese Bahnen umgeschaltet und koordiniert. Zum Stammhirn werden die folgenden Hirnanteile mitgerechnet: das Dienzephalon, Mesenzephalon mit der Vierhügelplatte, die Haube und die Hirnschenkel, das Metenzephalon mit dem Pons und die #Medulla oblongata.

Das *Dienzephalon* setzt sich zusammen aus dem #Thalamus, d. h. dem Metathalamus, Epithalamus und Hypothalamus (Abb. 2.7). Das Dienzephalon ist der Großhirnrinde funktionell vorgeschaltet; es ist eine wichtige Zwischenstation für alle Hirnbahnen, welche sowohl zur Großhirnrinde ziehen als auch von ihr ausgehen.
Im Dienzephalon liegt der 3. Hirnventrikel.
Im *Thalamus* befindet sich eine Reihe graugefärbter Kerne, die als wichtige Schaltstation aller Großhirnbahnen zwischen Großhirn und Peripherie anzusehen sind.

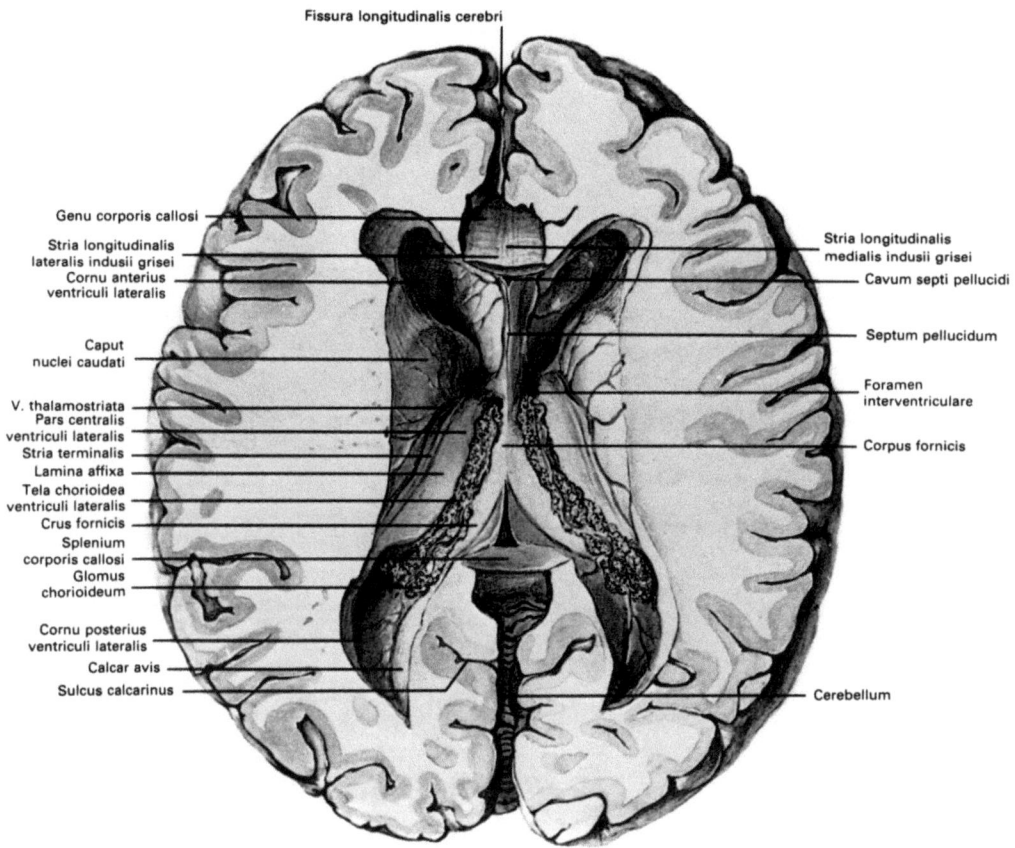

Abb. 2.6. Gehirn (Enzephalon). Horizontalschnitt unterhalb des Truncus corporis callosi, Ansicht von oben. Vorderhirn (Cornu anterius), zentraler Teil (Pars centralis) und Hinterhorn (Cornu posterius) beider Seitenventrikel (Ventriculi laterales). (Aus Bertolini u. Leutert 1982)

Der unter dem Thalamus gelegene #*Hypothalamus* dient auch als wesentliches Regelzentrum aller Lebensabläufe und ist so durch diverse Bahnen mit der Großhirnrinde verbunden.

Im Hypothalamus befindet sich ferner das Temperatur- und Stoffwechselzentrum. Vermutlich werden hier auch eine Reihe von #Hypophysenhormonen produziert, die dann im Bedarfsfall an die #Hypophyse abgegeben werden.

Vom Hypothalamus ausgehend, besteht eine Verbindung (Hypophysenstiel) zur Hirnanhangsdrüse (*Hypophyse*). Sie ist die übergeordnete Hormondrüse des Körpers.

Genaueres über die Hypophyse s. Hypophysenadenom, S. 68.

An das Dienzephalon schließt sich nach okzipital das *Mesenzephalon* an. Zu ihm gelangen insbesondere alle Erregungszuflüsse aus wichtigen Sinnessystemen. Diese Einflüsse werden, z. T. ohne in das Bewußtsein einzudringen, umgeschaltet. Als Beispiel seien die Fasern der Sehbahn genannt, welche auf die motorischen Kerne der Augenmuskelnerven umgeschaltet werden.

14 Gehirn

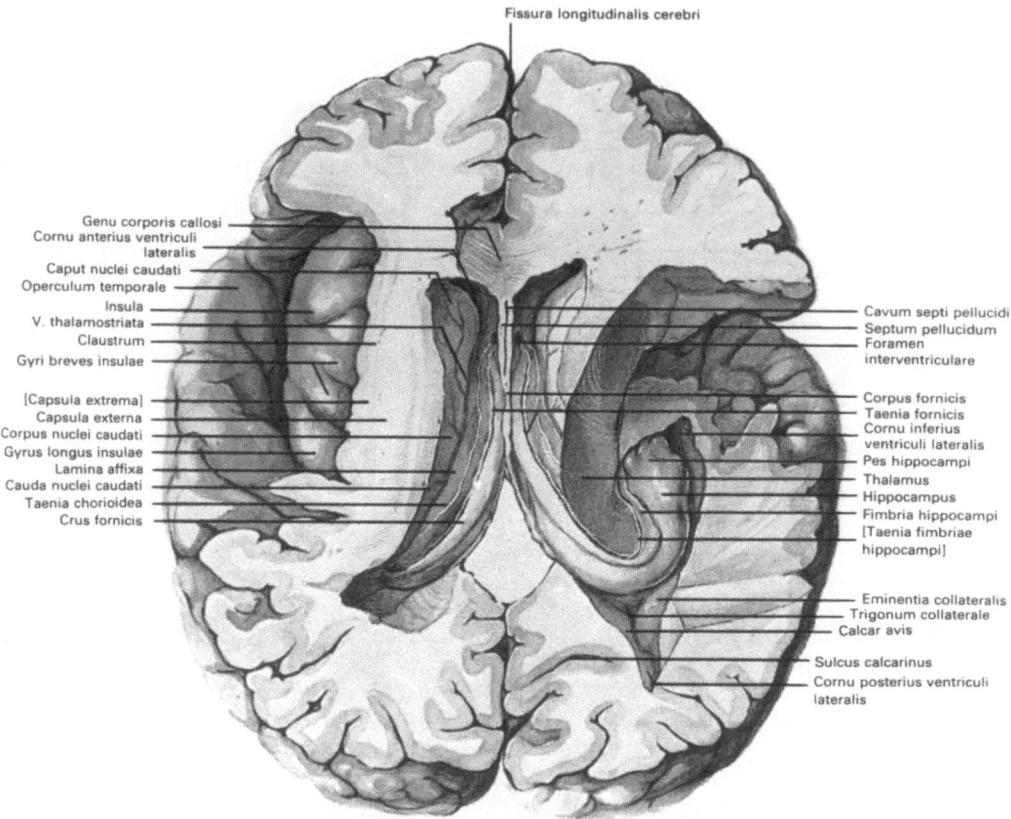

Abb. 2.7. Gehirn (Enzephalon). Horizontalschnitt unterhalb des Truncus corporis callosi, Ansicht von oben. Darstellung des Unterhorns des rechten Seitenventrikels (Cornu inferius ventriculi lateralis). Tela chorioidea auf beiden Seiten entfernt. (Aus Bertolini u. Leutert 1982)

Weiter nach okkzipital zieht das Mesenzephalon, ohne genaue Abgrenzung in das *Rautenhirn, den Pons* und in *die Medulla oblongata* über. Hier findet bereits eine funktionelle und anatomische Umstrukturierung statt, so daß bereits der Schichtaufbau des Rückenmarks deutlich wird.

Das *Rautenhirn* enthält eine Reihe von und zum Dienzephalon und Großhirn ziehender Bahnen, den 4. Ventrikel sowie die Ursprungskerne der meisten Hirnnerven.

Das Atem-Kreislauf-Zentrum ist etwa in Höhe des großen Hinterhauptloches im verlängerten Mark, der Medulla oblongata, lokalisiert.

2.2 Blutversorgung des Gehirns

2.2.1 Arterielle Versorgung

Die arterielle Versorgung des Gehirns (Abb. 2.8 und 3.2) geschieht über die inneren Kopfschlagadern, die #Aa. carotides internae, und über die beiden Wirbelschlagadern, die Aa. vertebralis.

Die Aa. vertebralis vereinigen sich nach ihrem Eintritt in den Schädel durch das Hinterhauptsloch zur #A. basilaris. Die A. basilaris steht nun ihrerseits wieder in Verbindung mit den beiden Aa. carotides internae.

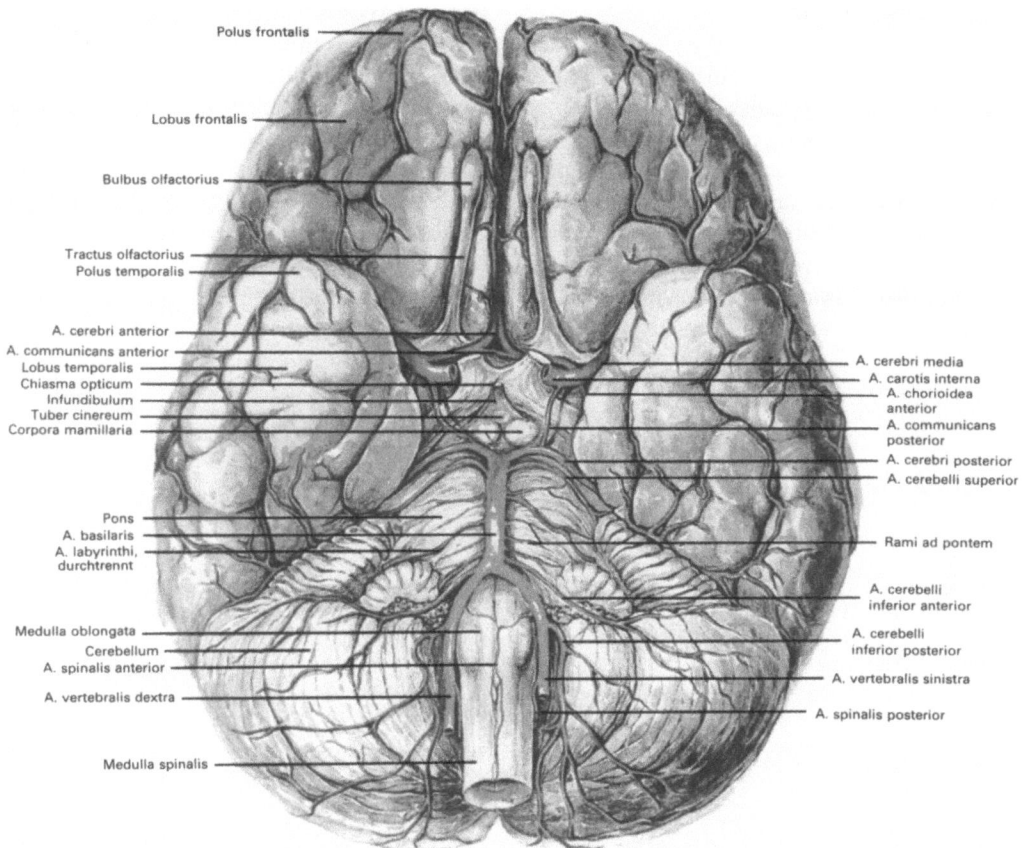

Abb. 2.8. Gehirn (Enzephalon) von unten. Circulus arteriosus cerebri, Hirnarterien. Die Hirnnerven wurden entfernt. (Aus Bertolini u. Leutert 1982)

Die dazu notwendige Verbindungsschlagader heißt *A. communicans posterior.*
Außerdem sind die beiden Karotiden noch durch die A. cerebri anterior, die vordere Hirnschlagader, und die A. communicans anterior, die vordere Verbindungsschlagader, miteinander verbunden.
So ergibt sich dann an der Hirnbasis ein zusammenhängendes System aller zum Hirn führenden Arterien, welches auch als *Circulus arteriosus* bezeichnet wird.
Durch dieses System kann auch der Ausfall einer zuführenden Arterie, zumindest bei jüngeren Menschen, noch von den anderen Arterien kompensiert werden, so daß eine ausreichende Blutversorgung des Hirns immer noch gewährleistet ist.
Aus dem Circulus arteriosus entspringen dann die 3 großen Arterien des Großhirns: die #A. cerebri anterior, die #A. cerebri media und die #A. cerebri posterior. Die Versorgung des Kleinhirns und des Hirnstamms sowie der Medulla oblongata geschieht durch Äste der A. basilaris, der dadurch eine lebenswichtige Funktion zukommt.

2.2.2 Venöser Abfluß

Der venöse Rückfluß der Hirnvenen wird über den *Sinus venosus* gewährleistet.

Der wichtigste Sinus venosus ist der Sinus sagittalis superior, der obere Längsblutleiter, welcher an der Oberkante der Hirnsichel bis zur Mitte des Schädeldachs verläuft. Der Sinus sagittalis superior vereinigt sich am Confluens sinuum, dem Zusammenfluß mehrerer Blutleitern, mit dem Sinus rectus, der aus der großen Hirnbasisvene, #V. cerebri magna (Abb. 4.1, v. Galeni) hervorgeht.

Das venöse Blut fließt dann über Sinus transversus, Sinus sigmoideus und schließlich über die V. jugularis zum Herzen zurück.

Das für die arterielle Versorgung der Dura mater wichtigste Gefäß ist die #A. menigea media, die aus der #A. maxillaris, der Oberkieferschlagader, entspringt, welche ein Endast der #*A. carotis externa* ist.

3 Hirn- und Rückenmarkhäute

Das Gehirn und das Rückenmark werden von folgenden 3 Häuten umgeben (Abb. 3.1-3.3):

- #Dura mater   – harte Hirnhaut,
- #Arachnoidea   – Spinnenwebshaut,
- #Pia mater   – weiche Hirnhaut.

Die feste, derbe *Dura mater* kleidet direkt die Schädelinnenseite aus, sozusagen als Knocheninnenhaut. Sie dient zum unmittelbaren Schutz, nach dem Schädelknochen.

Sie setzt sich als Dura mater spinalis, in einer Art Schlauch, das Rückenmark und die Cauda equina umgebend, in den Wirbelkanal fort.

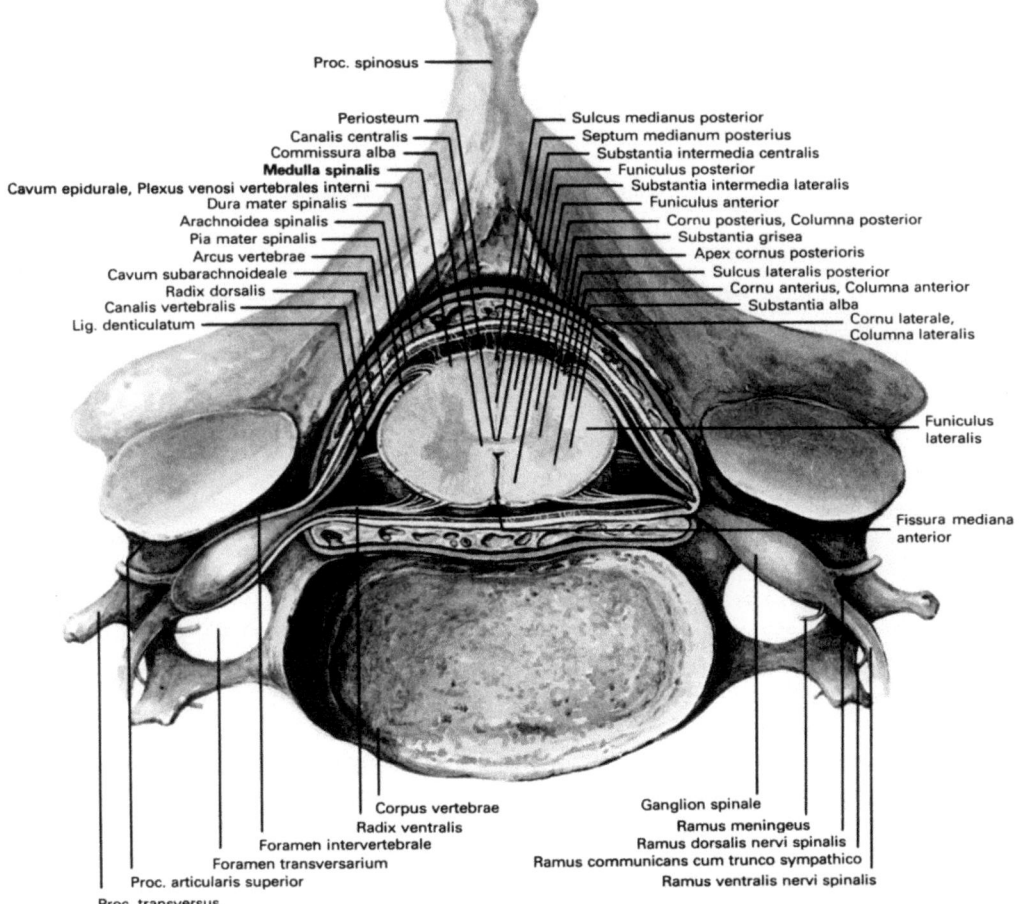

Abb. 3.1. Rückenmark (Medulla spinalis) und Hüllen (Meninges spinales). Ansicht von oben. (Aus Bertolini u. Leutert 1982)

Hirn- und Rückenmarkhäute

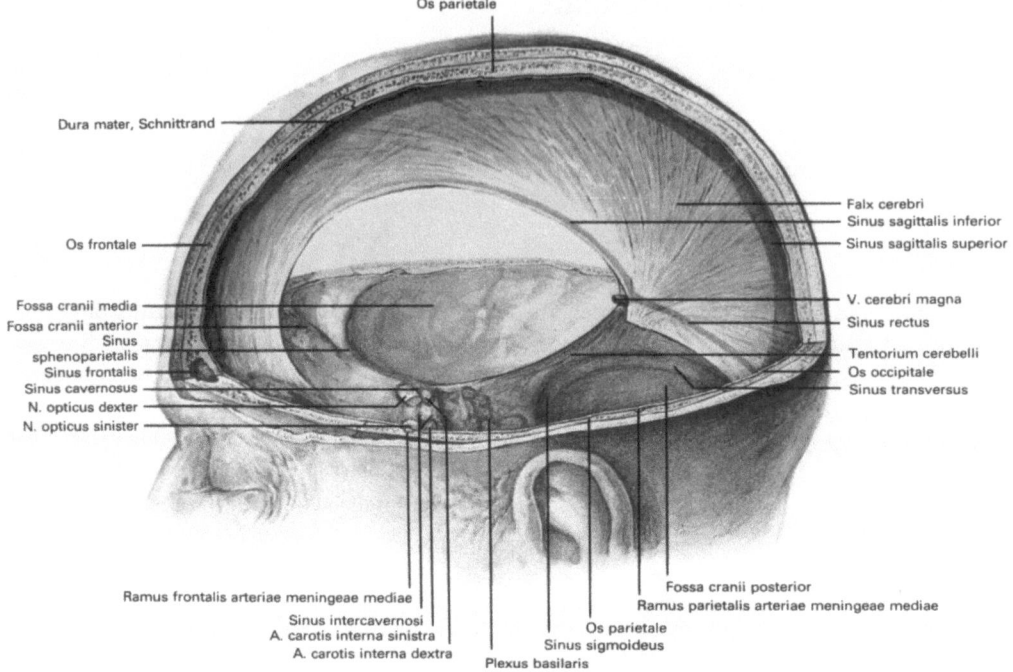

Abb. 3.2. Harte Hirnhaut (Dura mater encephali) von links. Hirnsichel (Falx cerebri). Seitenteile des Schädeldaches, Gehirn (Enzephalon) und linker Abschnitt des Tentorium cerebelli entfernt. (Aus Bertolini u. Leutert 1982)

Zwischen den beiden Großhirnhemisphären bildet die Dura mater ein festes Blatt, die Falx cerebri (Hirnsichel), an deren Oberkante der Sinus sagittalis (oberer Längsblutleiter) verläuft.

Die Sinus entstehen durch Duradublikaturen und sind starre Gebilde, welche im Gegensatz zu normalen Venen auch in ungefülltem Zustand nicht kollabieren.

Zwischen Groß- und Kleinhirn spannt sich ein weiteres Gebilde, welches aus der Dura mater entsteht, das Tentorium cerebelli (Kleinhirnzeltdach). Es spannt sich über die ganze hintere Schädelgrube, in deren Mitte sich ein Schlitz befindet, der Tentoriumschlitz, um das Durchtreten des Hirnstammes zu ermöglichen.

Unter der Dura mater und über der nächstfolgenden Hirnhaut liegt der #Subduralraum.
Über der Dura mater, also zwischen dem Knochen und der harten Hirnhaut, ist der #Epiduralraum gelegen, in welchem sich zahlreiche Venen und auch mäßig Fett befinden.

Die unter der Dura gelegene Haut ist die *Arachnoidea.*

Sie bildet mit ihrem spinnengewebsartigen Aufbau eine lockere Verbindung zwischen Dura und Pia mater. Sie liegt jedoch nur an wenigen Stellen auf und kleidet keine Winkel aus, ist also nicht anschmiegsam. Diese Winkel werden von der Arachnoidea mehr „überdacht" und heißen *Zisternen*. Die größte Zisterne ist die Cisterna cerebello medullaris, im Winkel zwischen Kleinhirn und Medulla oblongata. Alle Zisternen sind, ebenso wie der gesamte Raum zwischen Arachnoidea und Pia mater mit Liquor angefüllt.

Die Arachnoidea zeichnet sich im weiteren dadurch aus, daß sie wasserundurchlässig ist.

Unter der Arachnoidea und über der nächstfolgenden Hirnhaut liegt der #Subarachnoidalraum. Er ist der Hauptraum des *Liquor cerebrospinalis.*

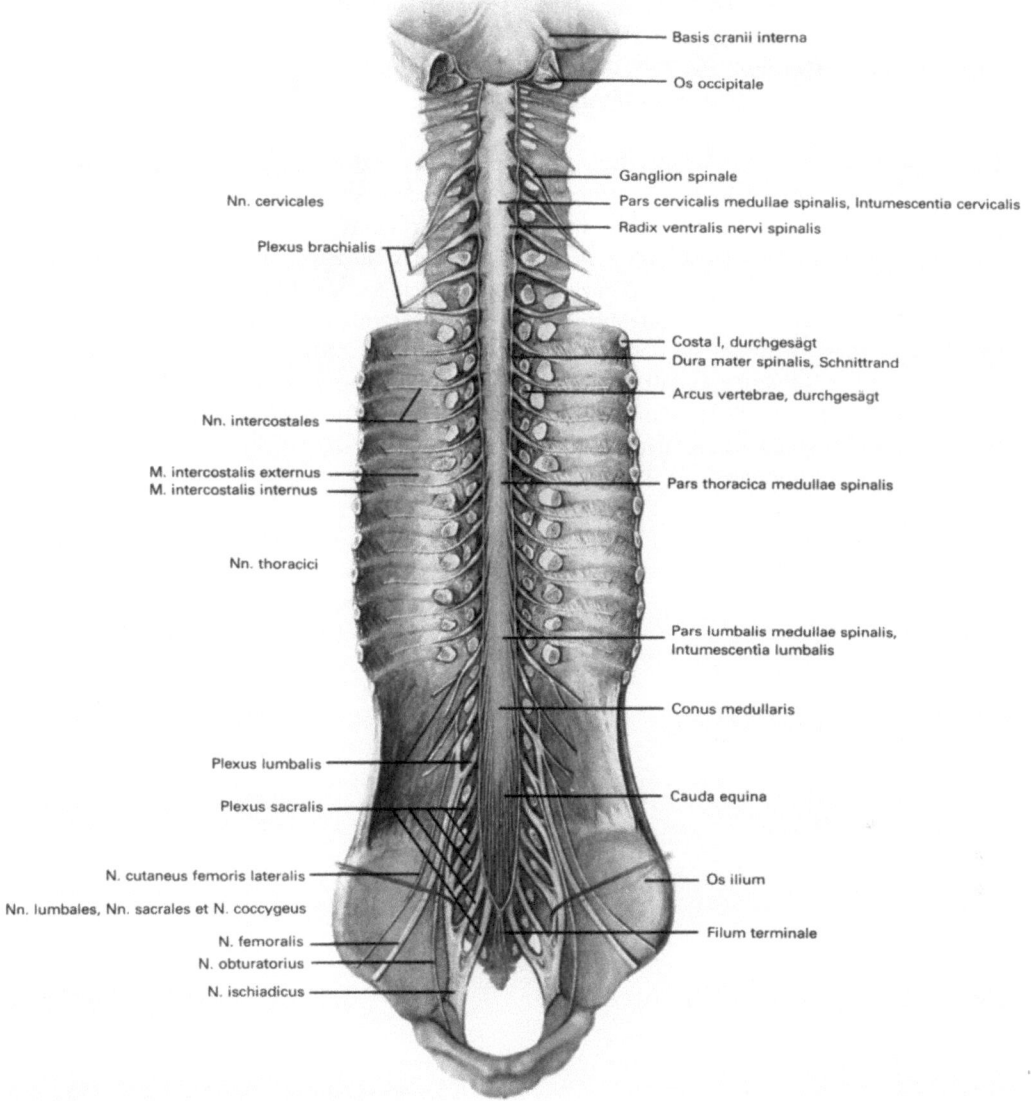

Abb. 3.3. Rückenmark (Medulla spinalis) eines Neugeborenen von ventral. Wirbelkanal (Canalis vertebralis) eröffnet, Wirbelkörper abgetragen; Dura mater spinalis ventral entfernt, Pia mater spinalis erhalten. (Aus Bertolini u. Leutert 1982)

Der wasserklare #Liquor umhüllt innerhalb des Subarachnoidalraumes das gesamte zentrale Nervensystem. Neben einer wahrscheinlichen, für den Stoffwechsel des ZNS wichtigen Funktion dient er zugleich als Flüssigkeitspolster des Hirns.

Der Liquor wird von dem Gefäßgeflecht, Plexus choroideus, am Dach des 3. Ventrikels gebildet. Er verteilt sich dann auch in die anderen Ventrikel, 2 Seitenventrikel in den Hemisphären, den 3. Ventrikel im Dienzephalon und den 4. Ventrikel im Rautenhirn, um dann durch eine Öffnung am Dach des 4. Ventrikels in den Subarachnoidalraum auszutreten. Von hier aus wird der Liquor durch eine besondere Ausstülpung der Arachnoidea, die Granulationes arachnoidealis, in das Venensystem zur Rückresorption freigegeben. Die Verbindung zwischen den beiden Seitenventrikeln und der 3. Hirnkammer wird über die Foramina Monroi hergestellt bzw. über den Aquaeductus Sylvii.

Das Liquorsystem eines Erwachsenen enthält etwa 120–180 ml Liquor cerebrospinalis.

Unter dem Subarachnoidalraum folgt die weiche Hirnhaut, die Pia mater.

Sie liegt dem Hirn und Rückenmark direkt an und kleidet auch Winkel und Hohlräume aus. In ihr verlaufen die oberflächlichen Venen und Arterien des ZNS.

Die Pia mater zieht mit den Gefäßen in das Hirn hinein, im Gegensatz zu den darüberliegenden Häuten.

4 Nervensystem (NS)

Der nervösen Steuerung dienen 2 verschiedene Systeme: das autonome, vegetative Nervensystem und das zerebrospinale Nervensystem:

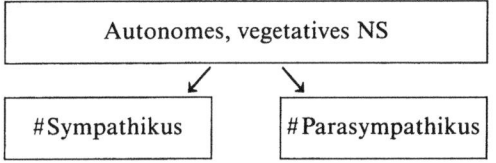

Dieses steuert den eigenen Bereich, indem es die lebenserhaltenden Organtätigkeiten steuert, durch Innervation der Eingeweide, d. h. Atmung, Kreislauf, Verdauung, Stoffwechsel, Sekretion sowie Exkretion und Fortpflanzung. Es arbeitet unabhängig von willentlicher Beeinflussung.

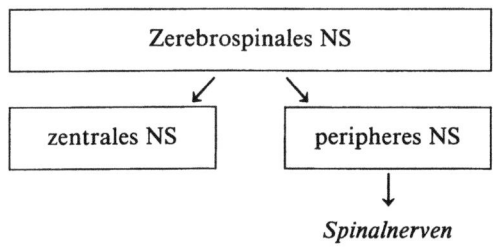

Dieses regelt die Beziehung zur Umwelt, vermittelt Empfindungen und Bewegungen und ist willentlich beeinflußbar.
Die Sinnesorgane nehmen Meldungen von der Außenwelt auf und führen sie zum nervösen Zentralorgan: Gehirn und Rückenmark.

4.1 Autonomes, vegetatives Nervensystem (Tabelle 4.1)

#Sympathikus und #Parasympathikus stehen funktionell in einem Gegenregulationsmechanismus.
Die meisten Ursprungskerne des vegetativen NS liegen im Gehirn. Die von diesem Punkt wegführenden Fasern nehmen dann einen getrennten Verlauf von Sympathikus und Parasympathikus und gelangen dann über die peripheren Nerven zum Erfolgsorgan.
Der Sympathikus bildet seinen Grenzstrang an der Vorderseite der Wirbelsäule, welche mit dem Rückenmark in Verbindung steht. Der Parasympathikus dagegen hat seinen Grenzstrang im N. vagus, dem 10. Hirnnerven und im Sakralteil der Wirbelsäule.

#*Sympathikomimetika,* sind Substanzen, welche den Sympathikus anregen (z. B. Dopamin, Doubotrex, Alupent und Effortil).
#*Sympathikolytika,* sind Stoffe, die den Sympathikus in hemmender Weise beeinflussen (z. B. Dusodril, Eunapan, Dociton und Beloc).
#*Parasympathikomimetika* (funktionsfördernde Substanzen) sind z. B. Doryl, Mestinon, Prosticmin und Ubretid.
#*Parasympathikolytika* (funktionshemmende Substanzen) sind u. a. Atropin, Buscupan und Spasmex.

Tabelle 4.1. Funktion des vegetativen Nervensystems

Erfolgsorgan	Wirkung des Sympathikus	Wirkung des Parasympathikus
Herz	Beschleunigung	Verlangsamung
Herzkranzgefäße	Erweiterung	Verengung
Gefäße	Verengung	Erweiterung
Bronchien	Erweiterung	Verengung
Ösophagus	Erschlaffung	Krampf
Magen und Darm	Hemmung der Peristaltik und Drüsentätigkeit	Anregung der Peristaltik und Drüsentätigkeit
Blase	Harnverhaltung	Harnentleerung
Genitalien	Gefäßverengung	Gefäßerweiterung
Pupillen	Erweiterung	Verengung
Lidspalte	Erweiterung	Verengung
Speicheldrüsen	wenig zähflüssiger Speichel	reichlich dünnflüssiger Speichel
Schweißdrüsen	geringe Sekretion	erhöhte Sekretion

4.2 Zerebrospinales Nervensystem

Das zerebrospinale NS umfaßt 12 Hirnnerven (Abb. 4.1 und 4.2):

1) #*N. olfactorius*
   Funktion: Geruchssinn,
   Ursprung: Riechhirn an der Stirnbasis,
   Erfolgsorgan: Nasenschleimhaut,
   Untersuchungstechnik: Geruchsstoffe.
2) #*N. opticus*
   Funktion: Leitung der optischen Reize aus der Retina, zwecks sehen,
   Ursprung: kein richtiger, weil Gehirnbahn,
   Erfolgsorgan: Netzhaut des Auges,
   Untersuchungstechnik: Sehschärfe, mit Ophtalmoskop.
3) #*N. oculomotorius*
   Funktion: Bewegung des Augenmuskels und Pupillenspiel,
   Ursprung: vor der Brücke,
   Erfolgsorgan: Augenmuskel,
   Untersuchungstechnik: Pupillenreflex, Fixieren von Gegenständen.
4) #*N. trochlearis*
   Funktion: Rotation des Augapfels nach innen und außen,
   Ursprung: vor der Brücke,
   Erfolgsorgan: M. obliquus superior,
   Untersuchungstechnik: Verfolgen eines Gegenstandes mit den Augen.
5) #*N. trigeminus*
   Funktion: sensible Versorgung der Gesichtshaut und Kauen,
   Ursprung: Seitenrand der Brücke,
   Erfolgsorgan: Gesicht und Kaumuskulatur,
   Untersuchungstechnik: Mundöffnen, Zubeißen, Sensibilität durch Berühren.
6) #*N. abducens*
   Funktion: Rotation des Augapfels nach außen,
   Ursprung: Seitenrand der Brücke,
   Erfolgsorgan: M. rectus lateralis,
   Untersuchungstechnik: Verfolgen eines Gegenstandes nach lateral.
7) #*N. facialis*
   Funktion: Mimik,
   Ursprung: Kleinhirnbrückenwinkel,
   Erfolgsorgan: Gesichtsmuskulatur,
   Untersuchungstechnik: Stirnrunzeln, Augenzukneifen, Pfeifen, Zähne beißen, Naserümpfen.
8) #*N. vestibulocochlearis*
   (= *N. statoacusticus!*)
   Funktion: Wahrnehmung der Stellung des Körpers im Raum und Hören,
   Ursprung: Kleinhirnbrückenwinkel,

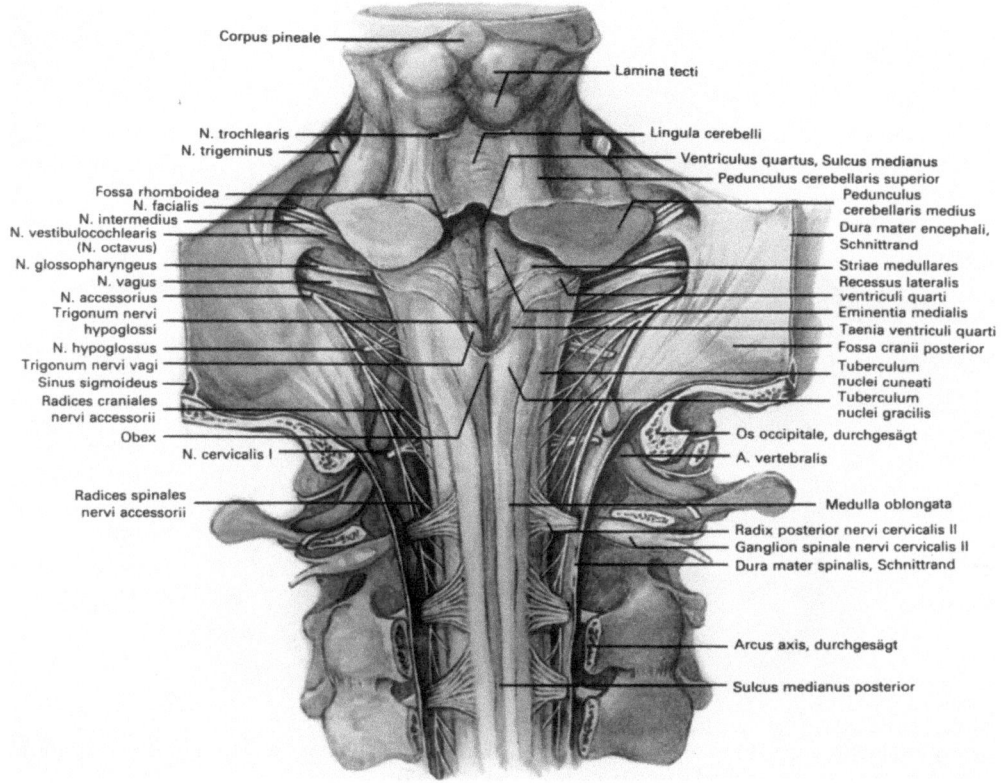

Abb. 4.1. Teile von Hirnstamm und Rückenmark in situ. Os occipitale und Columna vertebralis frontal durchgesägt, Ansicht von hinten. (Aus Bertolini u. Leutert 1982)

Erfolgsorgan: Bogengänge des Innenohres und der Schnecke,
Untersuchungstechnik: Stimmgabelprüfung, Gleichgewichtsprüfung.

9) #*N. glossopharyngeus*
Funktion: Geschmack und Schlucken,
Ursprung: seitlich an der Medulla oblongata,
Erfolgsorgan: Mund und Zunge,
Untersuchungstechnik: Würgereflex, Heiserkeit, Schluckackt.

10) #*N. vagus*
Funktion: sensible Versorgung, parasympathische Versorgung,
Ursprung: seitlich der Medulla oblongata,
Erfolgsorgan: Ohrmuschelrückseite, Gehörgang, Schlund, Zungengrund, Herz, Lunge, Magen, Darm,
Untersuchungstechnik: Sensibilität im Rachen.

11) #*N. accessorius*
Funktion: Kopfnicken, Heben der Schultern,
Ursprung: seitlich der Medulla oblongata,
Erfolgsorgan: M. sternocleidomastoideus und M. trapezius,
Untersuchungstechnik: Drehen des Kopfes und Heben der Schultern gegen Widerstand.

12) #*N. hypoglossus*
Funktion: Zungenbewegung,
Ursprung: oberes Halsmark,
Erfolgsorgan: Zungenmuskulatur,
Untersuchungstechnik: Atrophie der Zunge? Abweichen der Zunge auf gelähmte Seite?

24 Nervensystem (NS)

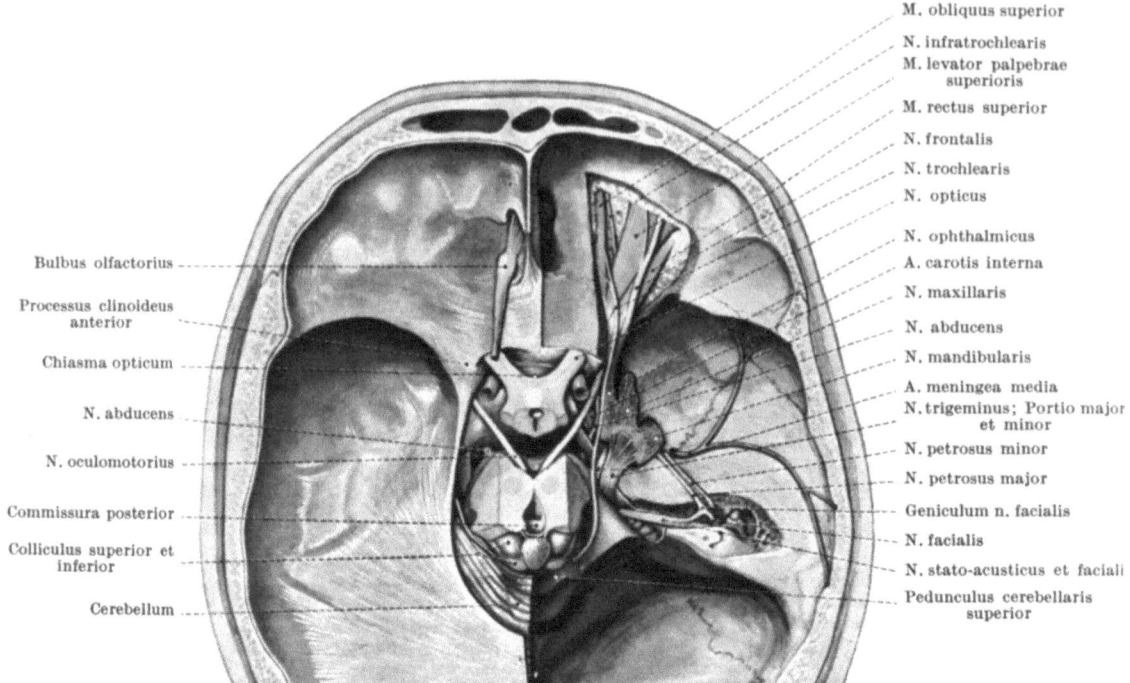

Abb. 4.2. Die Nerven an der Schädelbasis. Rechts ist die Dura mater entfernt. Cavum tumpani und Orbita sind von oben her eröffnet, der Hirnstamm von der Lamina tecti (Lamina quadrigemina) abgetragen. Außerdem wurde die rechte Kleinhirnhemisphäre entfernt. (Aus Hafferl 1969)

Häufig verletzte Hirnnerven. Gerade bei Schädel-Hirn-Traumen kommt es oft zu einer Schädigung folgender Hirnnerven:

- N. olfactorius. Schon bei leichter Kopfprellung kann es zum Abriß oder zur Dehnung der empfindlichen Riechfasern kommen. Eine Behandlungsmöglichkeit gibt es nicht.
- N. opticus, N. oculomotorius und N. trochlearis. Vor allem bei Schädelbasisfrakturen, wo ebenso der N. abducens betroffen sein kann.
 Hier ist die Chance der spontanen Rückbildung der Augenmuskellähmung in den ersten 6 Monaten relativ wahrscheinlich, später können korrigierende Eingriffe vorgenommen werden.
- N. trigeminus, ebenfalls bei Schädelbasisfrakturen und Gesichtsschädelverletzungen. Posttraumatische Trigeminusneuralgien sind häufig die Folge.
- N. statoacusticus und N. facialis.

Verletzungen der 9.–12. Hirnnerven werden selten beobachtet, da sie durch meist tödlich ausgehende Frakturen der hinteren Schädelgrube bedingt sind.

5 Schmerz

> Schmerz ist ein *psychophysiologischer* Vorgang.
> Schmerz ist ein *vielschichtiges* Phänomen, dessen Bewertung von verschiedenen Faktoren bestimmt ist.
> Schmerz ist keine Krankheit, wohl aber ein *Symptom* dafür, daß eine Störung (Krankheit) vorliegt.

5.1 Betrachtung des Schmerzes auf körperlicher Ebene

Am Symptom „Schmerz" sind beteiligt

- Schmerzrezeptoren in der Peripherie: Sie bestimmen den Schmerzcharakter.
- Schmerzleitungsweg: Leitung der Oberflächensensibilität; sie bestimmt die Schmerzqualität.
- Das Zentralnervensystem: Es differenziert und interpretiert den Schmerz.

Pathophysiologie

Im Moment des Schmerzes schütten Schmerzfühler, „Nozizeptoren", und bestimmte Zellen des Nervensystems einen Eiweißstoff, die Substanz „P" (abgeleitet von „pain") aus.
Die Substanz „P" bindet sich an sog. Mastzellen, die daraufhin Histamin freisetzen.
Aus den Blutkapillaren kommt ein weiterer Eiweißstoff, „Bradykinin", hinzu.
Dritter molekularer Mitspieler ist das Prostaglandin (PG) E_2. Es ensteht über eine Enzymreaktion aus Arachidonsäure, einem im Körper fast allgegenwärtigen Stoffwechselprodukt.
Geraten Histamine, Bradykinin und PGE_2 mit einem freien Nervenende in Kontakt, dann wird dort der Schmerz als elektrisches Signal verwendet.

Weg des Schmerzes (Abb. 5.1 und 5.2)

a) Der Schmerz gelangt unter der Bildung der eben genannten Stoffe über die sensiblen Fasern zum Rückenmark.
b) Vom Rückenmark geht der Schmerz über die Nervenfasern zum Thalamus, dem Hauptteil des Zwischenhirns.
c) Weiterleitung des Schmerzes vom Thalamus in höhere Hirnregionen.

Zu a): Der Schmerzimpuls führt über unterschiedliche Arten dünner Nervenfasern, eine „schnelle" und eine „langsame" Bahn. Markhaltige, elektrisch isolierte „A-Delta-Fasern" übertragen rasch den stechenden ersten Schmerzreiz von der Haut zum Rückenmark. Leicht verzögert tritt dort der zweite Impuls ein, als dumpfe Empfindung, über marklose und nicht isolierte „C-Fasern".
Im Rückenmark wird der Schmerzreiz vom peripheren und zentralen Nervensystem übertragen. Für die Überbrückung des „synaptischen Spaltes" bedienen sich die Nervenzellen besonderer Botenstoffe, der „Neurotransmitter".
Zu b): Über motorische Nervenfasern werden die Muskeln „alarmiert", so daß sie sich reflektorisch zusammenziehen, was auch die Schonhaltung ausmacht.
Das Nervensystem gibt Signale an die anderen Organe.
Der Blutdruck ändert sich, Schweißsekretion tritt auf.

26 Schmerz

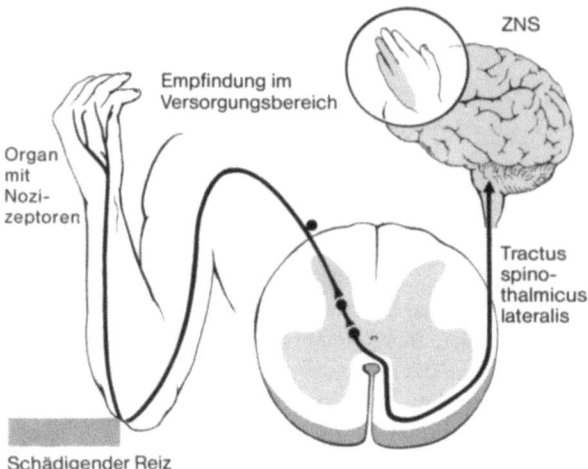

Abb. 5.1. Entstehung des projizierten Schmerzes (schematische Darstellung)

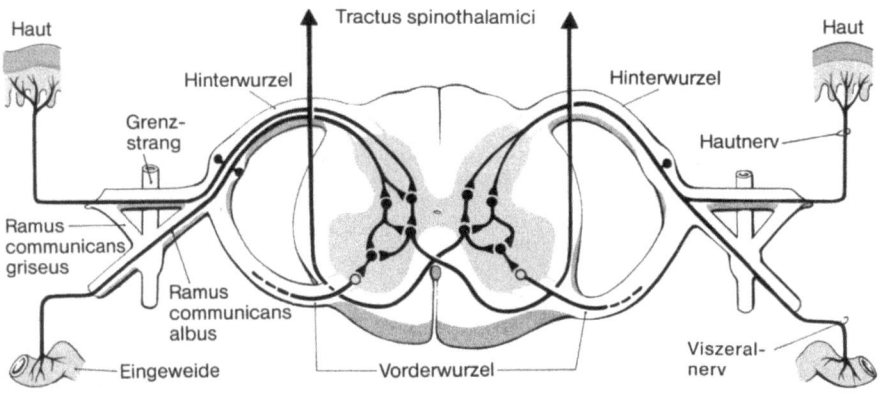

Abb. 5.2. Entstehungswege übertragener Schmerzen. *Links* ist gezeigt, daß nozizeptive Afferenzen aus den Eingeweiden z. T. an denselben Neuronen des Hinterhorns enden wie nozizeptive Afferenzen der Haut. *Rechts* ist zu sehen, daß dieselbe nozizeptive Afferenz gelegentlich sowohl oberflächliches als auch tieferes Gewebe versorgen kann. (Aus Schmidt u. Thews 1987)

Von der Station im Rückenmark führt ein Teil der zweiten Etappe geradewegs ins Hirn. Einige Hundertstelsekunden tritt das Signal in den Thalamus ein, der alle Reize aus der Umwelt zentral erfaßt und an das übrige Hirn weitermeldet.

Im Bedarfsfall hat der Thalamus selbst „Entscheidungsbefugnis"; für umfassende Reaktionen auf Schmerz löst er z. B. Flucht aus.

Zu c): Im Thalamus verzweigt sich der Schmerzweg zur dritten Etappe. Zum einen gelangt die Information zum Weckzentrum des Hirns. Dies ist die „Formatio reticularis", über welche die Aufmerksamkeit erhöht wird (Abb. 5.3).

Ein weiterer Zweig führt zur Großhirnrinde, wo der Schmerz dem Menschen bewußt gemacht wird. Hier ist der Mensch dann in der Lage, den Schmerz auch zu lokalisieren und zu bewerten.

Über einen dritten Weg erreicht der Schmerzimpuls auch das „limbische System", das Ge-

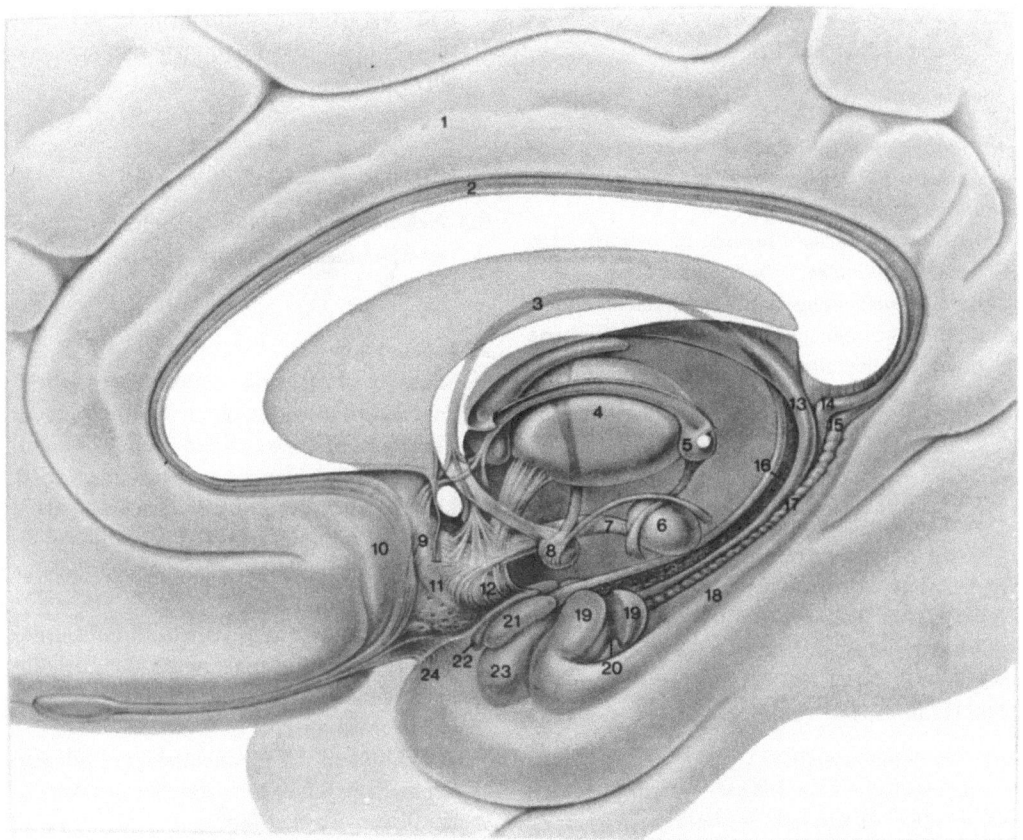

Abb. 5.3. Zentraler Anteil der Area limbica; Medianansicht der Kerne und Bahnen (Aus Nieuvenhuys 1990)

fühlszentrum. Es gibt der Schmerzempfindung Qualität und Bedeutung.
Das Hirn sendet eine Gegenbotschaft aus. Über absteigende Nervenbahnen kann es die Übertragungsstellen der aufsteigenen Nerven im Rückenmark, die „Schmerzsynapsen", beeinflussen.
Auf den Schmerzreiz werden in einigen Hirnregionen „Endorphine" freigesetzt; diese aktivieren absteigende Nervenfasern, deren elektrische Impulse ins Rückenmark gelangen. Dort wird an den Synapsen der Botenstoff „Serotinin" ausgeschüttet. Der wiederum hemmt die Ausschüttung der Substanz „P". Dieser Transmitter überträgt an den Verschaltungsstellen im Rückenmark die Schmerzsignale von der Peripherie. Da diese Endorphine auch noch im Rückenmark selbst ausgeschüttet werden und die synaptische Umschaltung hemmen, wird die Schmerzübertragung relativiert, d. h. der Schmerz wird nur noch abgeschwächt wahrgenommen.
Die Umschaltung der durch unterschiedliche Einwirkungen ausgelösten Schmerzreize im Thalamus führt also nach der Relativierung durch die Endorphine zu den motorischen Abläufen, die sich im Gesichtsausdruck und in Gebärden bemerkbar macht, indem gezielte reflektorische Abwehrmechanismen in Gang kommen.
Die Abwehr selbst hat, je nach Schmerzcharakter, Anspannungen und Verspannungen zur Folge, die ihrerseits den Schmerz verstärken können, so daß er nicht mehr meßbar ist und anders in eine faßbare Form gebracht werden muß.

5.2 Betrachtung des Schmerzes auf psychischer Ebene

Wie aus dem vorn Dargestellten hervorgeht, sind Schmerzen nie objektiv meßbar, sondern immer subjektiv.
Es ist notwendig, sich bewußt zu machen, daß Schmerz*empfindung,* Schmerz*erlebnis* und Schmerz*verarbeitung* drei verschiedene Dinge sind, die – wenngleich der pathophysiologische Schmerzweg bei allen Menschen identisch ist – bei jedem doch *individuell verschieden* ablaufen.
Das ist auch der Grund, weshalb die Bewertung von Schmerzen eines anderen nie vollkommen richtig sein kann.
Um dennoch eine möglichst genaue Aussage über den Schmerz zu erhalten, müssen verschiedene Aspekte berücksichtigt werden, damit das *Beobachten, Wahrnehmen* und *Behandeln* von Schmerzen dem Patienten möglichst gerecht wird.
Die Hauptaspekte sind:

a) Der Schmerz selbst:
   Er muß in eine faßbare Form gebracht werden, wofür eine Schmerzbeschreibung nötig ist.
   – Lokalisation, z. B. streng lokal, diffus, ausstrahlend,
   – Empfindung, z. B. stechend, klopfend, krampfartig, ziehend,
   – Intensität und Dauer, z. B. kurz oder andauernd, plötzlich akut, wellenartig, in Abständen auftretend,
   – Zeitpunkt, z. B. in Ruhe, bei Anstrengung, nach dem Essen.
   Die *Reaktion* des Menschen auf Schmerzen ist Abwehr, Verspannung. Dieses hemmt die Durchblutung, was wiederum den Schmerz unterhält. So ergibt sich ein „Circulus vitiosus":
   Schmerz → Abwehr → Schmerzverstärkung → Abwehr.
b) Die Erkrankung mit ihren Bezügen zu Blutversorgung und Nervenbahnen.
c) Die Person mit ihrer Biographie:
   d. h. mit ihrem spezifischen Erfahrungs- und Verarbeitungshintergrund, die entscheidend auf das Phänomen Schmerz einwirken.

5.3 Schmerzbehandlung und Schmerzlinderung

a) Psychologisch:
   Schmerz ist nicht nur ein destruktiver Mechanismus, sondern auch Helfer bei der Verarbeitung von Leid und Trauer. Schmerz, der bewußt angenommen wird, kann so auch durch vertraute Berührungen wieder schwinden und Verkrampfungen lösen und machmal gar einem neuen Lebensgefühl Platz machen.
   Die Unterstützung geschieht durch Berührung, Zuwendung und durch die „Erlaubnis", Schmerzen zu äußern, damit gleichsam loslassen zu dürfen.
   Das Einüben des „Sicheinlassens" auf den Schmerz im Sinne von Zulassen und Annehmen kann sehr heilsam sein.
b) Physikalisch:
   Erwärmung hat entspannende und ein intensiver Kältereiz anästhesierende Wirkung.
c) Medikamentös:
   Medikamente haben nicht nur einen chemischen, sondern auch einen psychologischen Effekt. Ihre Wirkung kann somit auch durch den Menschen, der sie verabreicht, erheblich gesteigert werden.

- Analgetika: dämpfen das ZNS bzw. hemmen die Ausschüttung von PGE_2.
- Sedativa: entspannen.
- Lokalanästhetika: blockieren die peripheren sensiblen Nervenfasern.
- Spinalanästhesie: wird als medikamentöse Anästhesie verabreicht oder mit dem Ziel, Nervenfasern zu durchtrennen, um dauernde Schmerzfreiheit zu bewirken.

6 Beobachtung von neurochirurgischen Patienten

6.1 Grundlagen der Beobachtung

Grundsätzlich stehen uns zwei Möglichkeiten der #Beobachtung zur Auswahl (Abb. 6.1). Nur durch die gezielte Beobachtung ist es möglich, verwertbare Informationen über einen neurochirurgischen Patienten zu bekommen.

Dabei ist jeder einzelne Schritt der gezielten Beobachtung auch von einzelnen Faktoren abhängig, die das Wahrgenommene entweder genauer einschätzen lassen oder aber die aufgenommene Information verfälschen zu können.

Persönliche Eigenschaften des Beobachters spielen dabei eine große Rolle, deren er sich bewußt sein muß, um zu einer möglichst objektiven Betrachtungsweise zu gelangen.

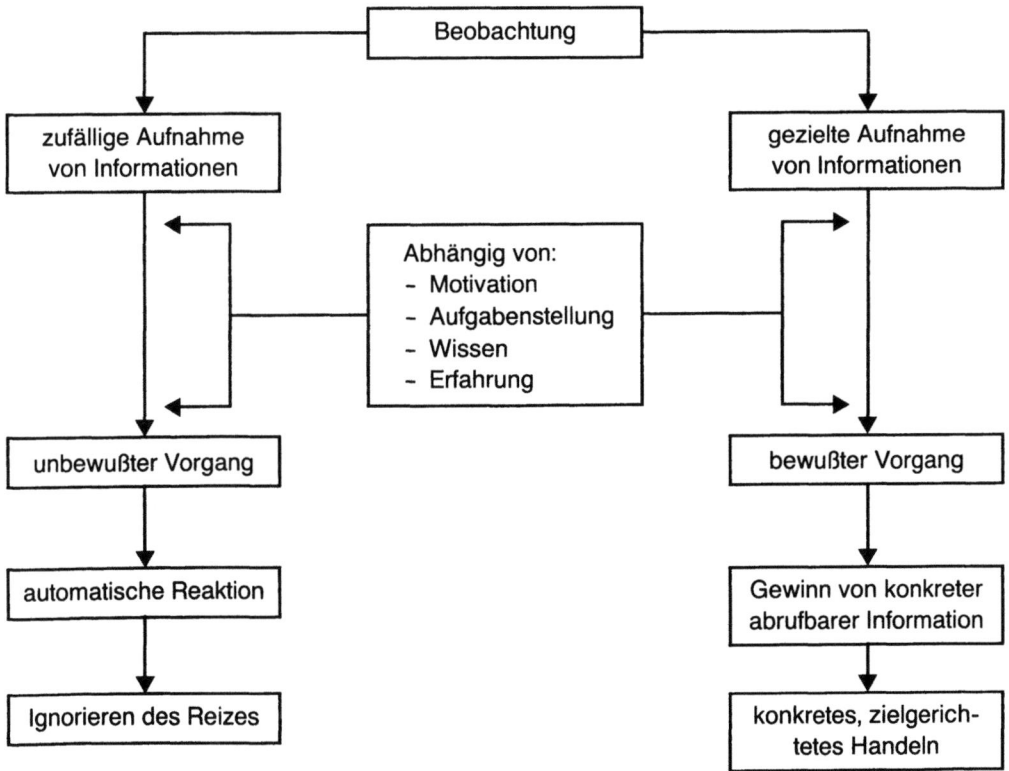

Abb. 6.1. Möglichkeiten der Beobachtung von neurochirurgischen Patienten

Gezielte Beobachtung ermöglicht zielgerichtetes Handeln:

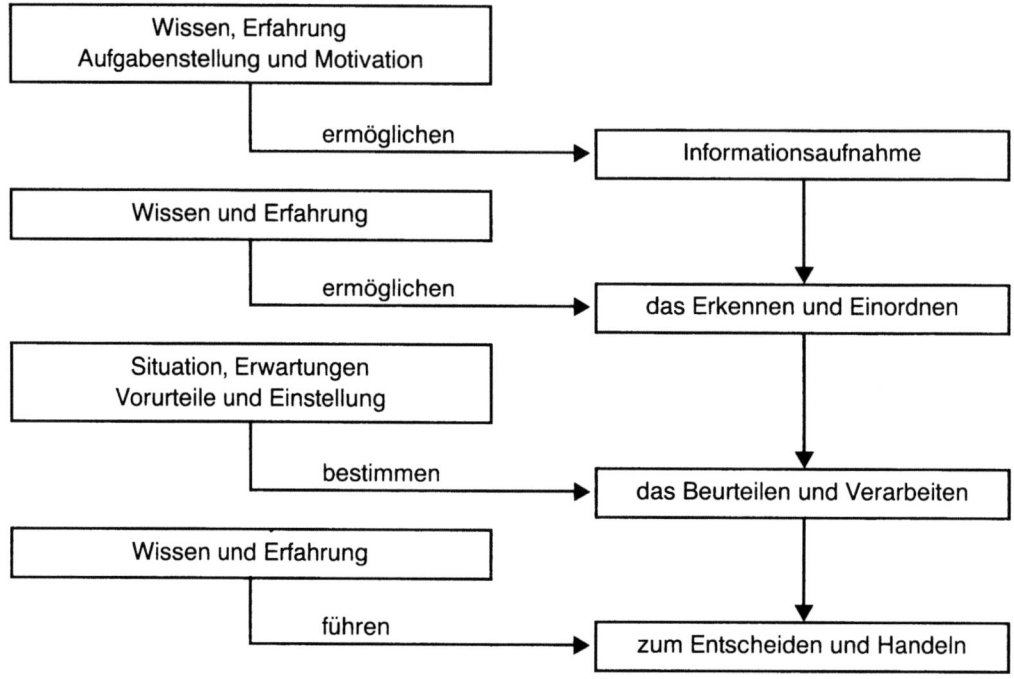

Allgemeine Beobachtungsformen

Physisch: Körperhaltung, Nahrungsbedürfnis, Reaktion, Schmerz, Stimme, Sprache, Schlaf, Ausscheidung, Hautfarbe, Atmung u. a.

Psychisch: Gestik, Mimik, Aktivität, Schlaf, Stimme, Schmerz, Reaktion, Nahrungsbedürfnis, Körperhaltung u. a.

Sozial Besuch, Umgang, Kontakt zu Mitpatienten und Personal, Kooperativität, Sozialstatus u. a.

Das Ziel der Pflege ist die bestmögliche Rehabilitation bei allen Patienten, d. h. die Pflege ist therapeutisch aktivierend.

Wir bemühen uns um eine angemessene und unterstützende Pflege, die den Bedürfnissen gerecht wird, Ressourcen miteinbezieht und optimal mögliche Lebensqualität schafft.

Diese Pflegequalität wird ermöglicht durch:

a) Physische Unterstützung und Hilfe:
– Beobachtung der Bewußtseinslage,
– Vitalzeichen,
– Unterstützung und Erhaltung des Gesunden, in bezug auf alle Aktivitäten des täglichen Lebens und Hilfeleistung nach Bedarf
  • Körperpflege durch Pflegegruppe oder Selbsthilfetraining,
  • Bewegung und Lagerung mit Unterstützung der Ergo- und Physiotherapie, zur Verhütung von Dekubitus, Pneumonie und Kontrakturen,
  • Unterstützung der Ausscheidungsfunktionen,
  • Ruhe und Schlaf ermöglichen bzw. die Wiederherstellung eines normalen Rhythmus,
  • angepaßte Ernährung.

b) *Psychisch-geistige Unterstützung:*
- Verständiges Umgehen mit Stimmungsschwankungen und Wesensveränderungen. Ausschöpfung aller Ressourcen, um dem Patienten ein Maximum an Lebensqualität zu ermöglichen.
- Offensein für Reaktionen, Gespräche und Interessen des Patienten sowie für Signale, die Ressourcen anzeigen, um diese therapeutisch nutzen zu können.
- Aktivierung der geistigen Regsamkeit, Förderung des Patienten in angepaßter und sinnvoller Weise, um seine Motivation zu wecken und zu erhalten.
- Hilfestellung zur Strukturierung der Zeit im Krankenhaus unter Berücksichtigung der vorhandenen Ressourcen.
- Anleitung und Motivation des Patienten fördern den Prozeß der Wiedererlangung seiner Gesundheit. Die Mitarbeit des Patienten wird durch angepaßte, geplante Pflege unterstützt, indem ihm der Sinn der Maßnahmen verständlich gemacht wird.

c) *Sozialkontakte und Wiedereingliederung:*
- Bezugspersonen in die Pflege miteinbeziehen,
- Zusammenarbeit mit Sozialarbeitern und Angehörigen.

Um die Pflegequalität so optimal als möglich zu gestalten, sind also gezielte Beobachtungen unabdingbar.
Diese allerdings können nur dann zu einer geplanten, zielgerichteten Pflege führen, wenn das nötige Wissen vorhanden ist, um die Beobachtungen produktiv zu verwerten.

6.2 Beobachtung von Merkmalen bei der Pflege

Bei der Betreuung eines neurochirurgischen Patienten muß der Pflegende grundsätzlich immer auf folgende Merkmale geschult sein und seine Beobachtungen dementsprechend ausrichten: auf das Gesicht, die Sprache, das Handeln, die Extremitäten, das Bewußtsein und die vitalen Funktionen des Patienten.

a) *Das Gesicht des Patienten*

#*Nystagmus*
Zitterbewegung der Augäpfel,
unwillkürlich rhytmische Hin- und Herbewegung der Bulbi,
häufig bei Patienten mit multipler Sklerose, Erkrankungen des Kleinhirns, angeborener oder erworbener Schädigung des N. vestibulocochlearis.

#*Gesichtsfeld*
Ganzes Bild, das wir mit Fixierung des Auges auf einen Punkt noch mehr oder weniger deutlich in der Umgebung dieses Punktes sehen.
Störung: #*Hemianopsie* des Gesichtes durch Einschränkung wie Druck auf den Sehnerv (z. B. bei Hypophysentumor), außerdem Einschränkung durch Schädigung der Netzhaut.
Bei Hemiplegie häufig Hemianopsie auf der plegischen Seite.

#*Gesichtslähmung*
Durch Schädigung des N. facialis.
Taubheitsgefühl des Gesichtes durch Kompressionserscheinungen des N. trigeminus.
Einseitiger Ausfall des Korneal-Reflexes, als Ausdruck einer Trigeminusstörung oder Fazialisparese.

#*Fazialisparese*
Symptome: motorische Parese,
Hyperakusis,
verminderte Tränen- und Speichelsekretion,
gestörte Geschmacksempfindung im vorderen Bereich der Zunge.

#*Augenmotorik*
Lähmungstypen sind
- #*Abduzensparese* VI. Hirnnerv:
häufigste Augenmuskelparese, Innervation des äußeren Augenmuskels gestört, daher einwärts gerichteter Blick, Doppelbildersehen.

- #*Okulomotoriusparese* III. Hirnnerv:
  - Verdrehung des Augenmuskels nach außen-unten,
  - heruntergesunkenes Oberlid,
  - innere Augenmuskellähmung (kann auch ohne Bewegungsstörung des Augapfels auftreten),
  - Pupille ist weit und lichtstarr (einseitige lichtstarre Pupille, wichtigstes Frühsymptom bei epiduralem Hämatom).
  Ursache sind meist Druckschädigung des N. okulomotorius, z. B. bei Hirndruck, Entzündungen oder Tumoren an der Schädelbasis.

#*Pupillenmotorik*
Pupillenstarre: Fehlende Licht- und Konvergenzreaktion als Folge einer schweren Schädigung des Auges oder innerer Augenparese. Prüfung des Pupillenreflexes, als wichtigste Überwachungsmaßnahme bei Schädel-/Hirnpatienten.
Schriftliche Dokumentation der Reaktion, bei Abweichungen Arzt umgehend verständigen.

b) *Die Sprache des Patienten*
#*Motorische Aphasie oder amnestische Aphasie*
Verlust des Sprachgedächtnisses, eigene adäquate Gedanken können nicht verbalisiert werden, es kommt zu Wortfindungsstörungen.
Sprachverständnis bleibt erhalten, d. h. der Patient kann umsetzen, was ihm gesagt wird.

#*Sensorische Aphasie*
Verlust des Sprachverständnisses, spontanes Sprechen möglich, allerdings durch Wortverwechslungsstörung gekennzeichnet.
Der Patient kann seine eigenen Gedanken verbalisieren, versteht Gesagtes jedoch nur ungefähr, inhaltlich nicht ganz, kann das also nicht umsetzen und ist so auch nicht fähig, eine sinnvolle Antwort zu geben.

c) *Das Handeln des Patienten*
Mit den Sprachstörungen können auch verwandte höhere Funktionen ausfallen, die folgende Störungen hervorrufen:
#*Agraphie:* Unfähigkeit zu schreiben,
#*Alexie:* Unfähigkeit zu lesen,
#*Akalkulie:* Unfähigkeit zu rechnen,
#*Agnosie:* Störung des optischen und akustischen Erkennens,
#*Apraxie:* Unfähigkeit, trotz intakter Motorik gezielt und geschickt zu handeln.
Wenn es im Hirn zur Beeinträchtigung der Zellen oder zum Zellverlust kommt, kann ein #*psychoorganisches Syndrom* entstehen, z. B.

- Gedächtnisstörungen,
- Orientierungsstörungen,
- Beeinträchtigung der Merkfähigkeit,
- Gedankenarmut,
- Konzentrationsschwäche,
- Beeinträchtigung der Auffassungsgabe,
- Gemütslabilität.

Außerdem können beim psychoorganischen Syndrom noch folgende zusätzliche Störungen auftreten:
- #*Agnosie:* Eigene Körperteile können nicht mehr benannt werden.
- #*Apraxie:* Unfähigkeit, sich zu waschen (z.B. wäscht der Patient fortwährend die gleiche Stelle). Eßpraxie: Er kann nicht mehr essen, weil er nicht mehr weiß, wie. Apraxie ist die Unfähigkeit, alltägliche Verrichtungen auszuführen, obwohl die Motorik intakt ist.
#*Ideotorische Apraxie:* Kleinste Aufträge können vom Patienten nicht mehr umgesetzt werden.
#*Ideometrische Apraxie:* Ausführungen von alltäglichen konventionellen Handlungen sind gestört.
Konstruktive Apraxie: Gestörtes Schreiben und Rechnen.

d) *Die Extremitäten des Patienten*
Lähmungen

#*Parese:* Kraftminderung einzelner Muskeln oder Muskelgruppen.

#Paralyse und *#Plegie:* vollständige Kraftlosigkeit.

#Periphere Lähmung:
- Muskeltonus herabgesetzt, schlaffe Lähmung,
- Muskelfasern werden atrophisch,
- die grobe Kraft ist vermindert oder ganz aufgehoben,
- aufgehobene Reflexe.

#Zentrale Lähmung:
- Spastische Tonuserhöhung,
- vorerst keine Muskelatrophie,
- Herabsetzung der groben Kraft,
- verstärkte Reflexe – pathologische Eigenreflexe, fehlende Fremdreflexe.

#Monoparese/Monoplegie: Spastische Bewegungsstörung im distalen Abschnitt nur einer Extremität, z. B. eines Beines.

#Hemiparese/Hemiplegie: Halbseitenlähmung.

#Paraparese/Paraplegie: Lähmung der unteren Extremitäten; Sensibilitätsstörungen entsprechend der Höhe der Rückenmarkläsion; oft einhergehend mit Blasen- und Mastdarmstörungen.

#Tetraparese/Tetraplegie: Lähmung aller 4 Extremitäten, Sensibilitätsstörungen, Blasen- und Mastdarmstörungen; Atemstörungen möglich, je nach Höhe der Rückenmarkläsion.

#Reflexstörungen: Gereiztes und reagierendes Organ sind identisch.

#Eigenreflexe: z. B. Bizepssehnenreflex, Patellasehnenreflex, Achillessehnenreflex.

#Fremdreflex: Stimulation der Rezeptoren der Oberfläche, auf die eine Haut- und Muskelkontraktion folgt, z. B. Bauchdeckenreflex, Pupillenreflex, Kornealreflex.

#Patholoigische Reflexe: Sie werden ausgelöst, wenn das Rückenmark oder/und Hirn im motorischen System gestört ist.
Pathologische Reflexe = zentrale Störung (z. B. Babinski-Reflex).

Mit dem Stiel des Reflexhammers wird über den äußeren Rand der Fußsohle gestrichen. Physiologischerweise folgt darauf das Zusammenkrümmen der Zehen und ein Zurückziehen des Unterschenkels (negativer Babinski).
Folgt auf den Reiz jedoch die Extension, das Hochziehen der Großzehe, während die anderen sich einkrümmen, so ist der Babinski pathologisch (positiv), als Zeichen für eine Läsion der Pyramidenbahn.
Ein Reflex ist die unwillkürliche Antwort auf einen Reiz. Bei rascher Erregung der Muskelspindel durch den Reflexhammer, der eine *Dehnung* bewirkt, folgt die reflektorische *Kontraktion. Reizorgan* ist der Muskel; durch ihn erfolgt die Weiterleitung zum Rückenmark (ZNS) und die Antwort des Erfolgsorgans (= *#Reflexbogen).*

#Sensibilitätsstörungen

Störung der Oberflächensensibilität: Empfindungsstörungen für die von außen auf die Haut eintreffenden Reize, z. B. gestörtes Temperaturempfinden.
Störung der Tiefensensibilität: Verlust des normalen Bewegungs-, Lage- und Vibrationsempfindens.

#Koordinationsstörungen

Zerebrale *#Ataxie:* Zielunsicherheit bei Kleinhirnschädigung. (Diese Ataxie macht sich z. B. im Gehen, in der Haltung und in der Feinmotorik bemerkbar.)
Spinale *#Ataxie:* grob ausfahrende Bewegungen oder Verlust aller gezielten Bewegungsabläufe.
(Tritt bei Rückenmarkschädigung auf.)

e) *Das Bewußtsein des Patienten*
Eine Reihe von graduellen Übergängen bzw. Stufen von Bewußtseinseintrübungen sind begrifflich festgelegt. Jede Veränderung ist rasch zu erfassen, damit therapeutische Maßnahmen in nützlicher Frist möglich sind. Das Leben des Patienten kann davon abhängen!

- *#Benommenheit:* Verlangsamte, lückenhafte und unpräzise Reaktion des Patienten.
- *#Somnolenz:* Der Patient ist schläfrig, jedoch durch äußere Reize jederzeit weckbar.
- *#Sopor:* Schlafähnlicher Zustand, aus dem der Patient nur durch sehr starke äußere Reize geweckt werden kann.
- *#Koma:* Zustand, in dem der Patient durch äußere Reize nicht erweckbar ist. Unbewußte reflektorische Vorgänge sind noch provozierbar.

(Zur genaueren Information s. auch Abschn. „neurologische Kontrolle".)

f) Die vitalen Funktionen des Patienten

Bei den vitalen und vegetativen Funktionen des Patienten können Funktionsstörungen auftreten im Bereich von:

- Herz Kreislauf,
- Blasen-, Darmtätigkeit,
- Hautdurchblutung,
- Schweißsekretion,
- Schlaf-, Wachrhythmus.

7 Neurochirurgische Diagnostik – pflegerische Vor- und Nachsorge

Neben den üblichen klinischen und neurologischen Untersuchungen, die zusammen mit der Anamnese im wesentlichen Aufschlüsse über das Krankheitsbild des Patienten ergeben, *sind in der Neurochirurgie meist noch spezielle, zusätzliche Untersuchungen erforderlich, damit eine Diagnose sicher und präzise erstellt werden kann.*
Möglichst sollte mit den Untersuchungen begonnen werden, die für den Patienten am wenigsten belastend sind. Erst wenn diese Ergebnisse weitere differentialdiagnostische Maßnahmen erfordern, kann es nicht umgangen werden, ihm auch diese gegebenenfalls zuzumuten.
Die am Nervensystem möglichen Untersuchungen unterteilen sich in 2 Fachbereiche: die #Radiologie und die #Neuroradiologie.

7.1 Röntgenologische Untersuchungen (Nativaufnahmen)

Als Nativaufnahmen bezeichnet man das Röntgen eines Körperteils bei dem keine Gabe von Kontrastmitteln erforderlich ist.

7.1.1 Schädel

Nativaufnahmen des Schädels werden routinemäßig im sagittalen Strahlengang, d. h. anterior/posterior, und von der Seite angefertigt.
So können dargestellt werden

- Frakturen des Schädeldachs,
- Veränderungen am Schädelknochen,
- innerhalb des Schädels gelegene Verkalkungen,
- die Schädelbasis, sofern die Aufnahme mit überstreckter HWS gemacht wird.

Die Beurteilung von Gebilden, die in der Tiefe liegen, ist nicht möglich, da bei den Nativaufnahmen durch die Übereinanderprojektion verschiedene Strukturen diese nicht mehr in allen Einzelheiten zu erkennen sind.
Keine spezielle Vorbereitung notwendig.
Weiterhin kann mittels Nativaufnahme eine Darstellung von

- Schädelgrube,
- Nasennebenhöhlen,
- Warzenfortsätzen,
- Augenhöhlen,
- Felsenbeinen,
- Sella turcica und
- Stirnhöhle

gemacht werden.

7.1.2 Wirbelsäule

Zum Röntgen der Wirbelsäule (WS) gehören routinemäßig die Aufnahmen in 2 Ebenen. Aus technischen Gründen müssen bilder der Hals-, Brust- und Lendenwirbelsäule immer getrennt angefertigt werden. Ferner können Funktionsaufnahmen der WS von vorwärts, rückwärts und in Seitenbeugung gemacht werden.
Nicht dargestellt werden können die Bandscheiben; doch kann der zwischen den Wirbelkörpern gelegene Raum in seiner Höhe beurteilt werden.
Bei der Nativaufnahme der WS stellen sich dar:

- Frakturen,
- Verrenkungen,

- Altersveränderungen der WS, z. B. Osteochondrosen,
- Knochenveränderungen, z. B. durch Tumoren oder Entzündungen,
- Verdacht auf Bandscheibenprolaps.

Spezielle Vorbereitungen sind nicht erforderlich.

#7.2 Computertomographie

Im Gegensatz zur konventionellen Röntgenologie, bei der eine Filmbelichtung durch Röntgenstrahlen erfolgt, wird bei einem Computertomogramm (CT) die Abschwächung der Röntgenstrahlen nach Durchtritt durch den untersuchten Körperteil mittels Dektoren gemessen. Die Röntgenröhre und/oder Dektoren wandern um den Körper herum; aus verschiedenen Winkeln werden ständig neue Messungen durchgeführt, welche in einem Rechner gespeichert werden.

Mit Hilfe eines Rechenprogramms kann der Computer für die einzelnen Punkte der untersuchten Körperschicht sog. Absorptionskoeffizienten errechnen, die – in Graustufen umgesetzt – auf einem Bildschirm sichtbar gemacht werden.

Diese Aufnahme des Körpers erfolgt also in Schichten, deren Dicke an dem Gerät eingestellt wird. Routinemäßig beträgt die Dicke 10 mm. Für Spezialuntersuchungen kann man Schichtdicken von 1,5–8 mm einstellen.

Der Patient liegt auf dem Untersuchungstisch, der entsprechend der Schichtdicke vom Gerät bewegt wird. So können auch andere Schichtebenen untersucht werden, ohne daß der Patient umgelagert werden muß.

Weiterhin sind mittels Computertomographie *Rekonstruktionsaufnahmen* möglich. Das Gerät errechnet aus den Daten mehrerer übereinanderliegenden ein Bild, welches die räumliche Vorstellung erleichtert.

Da die CT-Aufnahme darauf basiert, wie durchlässig die unterschiedlichen Gewebe für die Röntgenstrahlen sind, ist es möglich, durch i.v.-Injektion von Kontrastmittel die Kontrastdichte im Körper zu verändern, so daß z. B. Tumoren wesentlich besser dargestellt werden, weil sich das Kontrastmittel im Tumorgewebe anders als im umgebenden Gewebe anreichert. Bei der spinalen Computertomographie kann zur besseren Abgrenzung von Rückenmark und Rückenmarkhäuten von den WS-Anteilen eine Kontrastmitteleingabe von lumbal in den Subarachnoidalraum erfolgen.

Je nachdem, ob ein pathologischer Prozeß im CT die gleiche oder geringere bzw. stärkere Dichte aufweist, spricht man von „isodensen", „hypodensen" oder „hyperdensen" Bezirken. Hypodense Bezirke stellen sich dunkler dar, hyperdense heller. (Deshalb bezeichnen sich auch die Ventrikel auf einem CT-Bild immer dunkel ab; weil sie mit Liquor gefüllt sind weisen sie eine geringere Dichte auf.)

Mit dem CT können weiterhin auch *Durchflußstudien* gemacht werden, z. B. wenn der Verdacht auf zerebrale Durchblutungsstörung besteht. Hier wird Kontrastmittel i.v. gespritzt, um dann mit dem CT schnell mehrmals hintereinander dieselbe Hirnschicht abzutasten.

Das CT bietet die Möglichkeit der gezielten Darstellung aller Hirnbereiche. So kann folgendes diagnostiziert werden:

- Hirntumoren,
- andere raumfordernde Prozesse, wie Abszesse, Hydrozephalus u. a.,
- Durchblutungsstörungen,
- Hirnblutungen,
- spinale Tumoren und raumfordernde Prozesse,
- Bandscheibenprolapse,
- Hämatombildungen,
- Hirnödeme,
- offene Schädel-Hirn-Verletzungen,
- Mißbildungen.

Vorbereitung des Patienten

Das CT kann für den Patienten u. U. eine psychische Belastung darstellen, entweder weil er Angst vor dem Untersuchungsergebnis hat oder aber weil ihn das Gerät beunruhigt, z. B. kann „Platzangst" dafür eine Ursache sein.
Es ist wichtig, daß der Patient zuvor genau über die Durchführung der Untersuchung informiert wird. Wenn die Untersuchung dem Patienten Sorgen oder Angst machen, sollte von seiten des Personals versucht werden, diese aufzufangen.
Zu einem zweckmäßigen CT ist es notwendig, daß der Patient sich auf dem Untersuchungstisch nicht bewegt, damit die Aufnahmen gelingen.
Einem kooperationsfähigen Patienten muß dies zuvor erklärt werden, ebenso sollte er erfahren, daß ihm (anhängig von der Art des CT) ein Kontrastmittel gespritzt wird. Dieses geschieht unmittelbar vor der Untersuchung, also bereits auf dem Untersuchungstisch und wird vom Personal durchgeführt, welches auch die Untersuchung vornimmt.
Auch über die Untersuchungsdauer sollte der Patient unterrichtet werden, sie beträgt im Durchschnitt ca. 30–60 min. Ist ein grundsätzlich kooperativer Patient trotz des geführten Gesprächs immer noch sehr nervös und beunruhigt, kann mit dem zuständigen Arzt gesprochen werden, ob vor der Untersuchung ein Medikament zur Beruhigung verabreicht werden kann.
Bei eingetrübten, aber motorisch sehr unruhigen Patienten und bei Patienten, die sehr verwirrt sind, läßt sich nicht vermeiden, sie medikamentös zu sedieren, wenn das CT im Vordergrund steht. Dieses geschieht nach Verordnung des Arztes. Bei diesen Patienten ist es vorteilhaft, wenn die betreuende Schwester den Patienten selbst zur Untersuchung bringt und auch dabei bleibt; denn für die Patienten ist es sehr beruhigend, eine vertraute Person um sich zu haben, wenn sie alles andere schon beunruhigt.
Spezielle technische Vorbereitungen sind nicht erforderlich.

7.3 Kernspinresonanztomographie

Durch das Kernspinresonanztomogramm ist es möglich, *anatomische Veränderungen* und – bis zu einem gewissen Grad – auch *Stoffwechselvorgänge* sichtbar zu machen. Das Kernspinresonanztomogramm, auch „MRI" oder „NMR" („nuclear magnetic resonance") genannt, arbeitet zudem *ohne* Röntgenstrahlen.
Die Funktion der #Kernspinresonanztomographie basiert auf der Tatsache, daß sich alle Atomkerne um ihre eigene Achse drehen. Diese Eigenrotation wird als „Spin" bezeichnet.
Dieser Spin kommt durch die elektrische Ladung der Atomkerne zustande. Durch die Ladung entstehen ringförmige Strombahnen, so daß jeder Atomkern sein eigenes Magnetfeld besitzt und damit auch als „Kleinmagnet" bezeichnet werden kann.
Unter normalen Bedingungen sind die Atomkerne nicht alle in die gleiche Richtung ausgerichtet, sondern völlig ungeordnet.
Beim MRI wird nun ein Magnet von außen angelegt, so daß alle Atomkerne eine gleiche Ausrichtung erfahren.
Um die Atomkerne aus ihrer magnetisch ungeordneten Richtung zu bringen, ist ein veränderbares äußeres Magnetzentrum erforderlich, dessen Hochfrequenz der Frequenz der Atomkerne angepaßt sein muß.
Durch das MRI werden die Wasserstoffatome, die mengenmäßig überwiegen, entsprechend angeregt. Wenn das äußere Magnetfeld dann wieder abgeschaltet wird, geraten die Atomkerne in taumelnde Bewegungen; das von ihnen ausgehende Magnetfeld kann als „Kernresonanzsignal" in der Empfangsspule des MRI-Gerätes registriert werden.
So wechseln bei der Untersuchung Hochfrequenzspannung und Messung ständig ab.
Auf diese Weise entstehen meßbare Magnetstreifen, die über ein Rechenprogramm im Computer zu einem Bild zusammengesetzt werden.
Die Auswertung der vom MRI errechneten Bilder ist – im Vergleich zu den CT-Bildern – ungleich schwerer. Grundsätzlich erscheinen

Strukturen, die wenig Wasserstoffatome enthalten, z. B. Liquor, Luft und Knochen, schwarz oder dunkel, während Strukturen mit vielen Wasserstoffatomen, z. B. Fettgewebe, sehr hell oder weiß erscheinen.

Durch das MRI ist es also möglich, eine bessere *Detailerkennbarkeit* zu diagnostischen Zwecken zu bekommen.

So können isodense Strukturen aus CT-Darstellungen durch das MRI z. Z. ab einer Mindestgröße von 1 mm verdeutlicht werden! Die wesentliche Bedeutung des MRI liegt allerdings in der *Stoffwechselanalyse*.

Ein wesentlicher Vorteil der Kernspinresonanztomographie ist die fehlende Strahlenbelastung. Als Nachteil erweist sich, daß aufgrund der physikalischen Gesetze die Untersuchungsdauer ziemlich lang ist, meist einige Stunden.

Vorbereitung des Patienten

a) Der Patient muß über Sinn, Durchführung und Dauer der Untersuchung informiert werden. Er muß darauf hingewiesen werden, daß absolut ruhiges Liegen unbedingt erforderlich ist. Traut der Patient sich dies selbst nicht zu oder hat das Personal begründete Zweifel, muß mit dem Arzt abgeklärt werden, ob vor der Untersuchungsbeginn ein Beruhigungsmittel gegeben werden kann (nach Verordnung).

b) Bei nichtkooperationsfähigen Patienten, die motorisch sehr unruhig sind, bei Verwirrten und eingetrübten unruhigen Patienten, bei denen man auf das MRI nicht verzichten kann, muß evtl. eine Sedierung vom Arzt verordnet werden.

c) Da sich der Patient während der Untersuchung in einem starken Magnetfeld befindet, *ist es äußerst wichtig, daß er keine Metallteile an sich hat.*

So ist es nötig festzustellen, ob der Patient überhaupt untersucht werden darf. Folgendes ist abzuklären:
- Hat der Patient einen Herzschrittmacher?
- Befinden sich in seinem Körper evtl. Metallteile, z. B. Metallsplitterverletzungen, Schußwunden, Granatsplitter oder Clips?
- Ist der Patient in der Vergangenheit an Herz oder Kopf operiert worden?
- War er in der Metallbranche tätig? Beruf?

d) Die Angabe des Gewichtes ist für die Untersuchenden wichtig.

e) Beim Betreten des MRI-Gebäudes ist darauf zu achten, daß
- die Uhr entfernt ist;
- die Scheckkarte vorher deponiert wurde, da sie sonst gelöscht wurde;
- evtl. Hörgerät abgelegt wurde;
- alle sonstigen Metallgegenstände entfernt wurden.

f) Bei Frauen ist nachzufragen, ob eine Schwangerschaft besteht.
Ferner sollte die Patientin nicht geschminkt sein, da auch im Make-up Metall enthalten sein kann.

(Diese Punkte enthält der Patient vom MRI-Personal als Fragebogen, den er ausfüllen und unterschreiben muß, damit auch die Klinik bei Komplikationen infolge falscher Angaben abgesichert ist.)

Injektionen oder andere invasive Eingriffe sind – rein untersuchungstechnisch – nicht erforderlich.

Im Untersuchungsgerät, in dem der Patient liegt, befindet sich eine Gegensprechanlage, durch die er mit dem Personal Kontakt aufnehmen kann.

Diese sollte er jedoch nur bei Beschwerden betätigen, da sonst die Qualität des Untersuchungsbildes beeinträchtigt wird.

Beispiele für MRI-Bilder zeigt Abb. 7.1.

Elektroenzephalographie (EEG) und Elektromyographie (EMG) 39

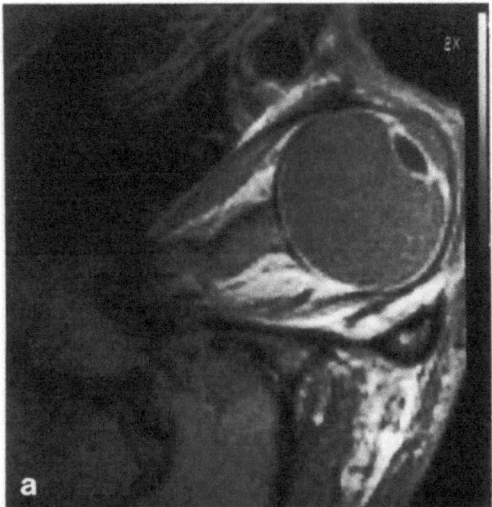

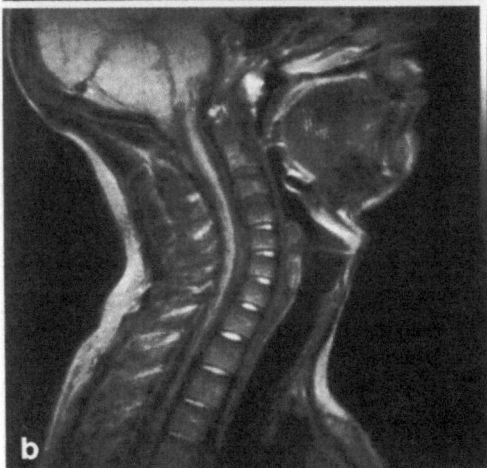

Abb. 7.1. a Detailaufnahme des Auges im Querschnitt mit Linse und Sehnerv. b Differenzierte Halsaufnahmen: Unterhautfett, Muskulatur, Wirbelkanal mit Bandscheiben, Bronchialkanal mit Stimmband

7.4 #Elektroenzephalographie (EEG) und #Elektromyographie (EMG)

7.4.1 EEG

Das EEG dient zur Messung der Hirnströme. Von der Hirnoberfläche ausgehend, werden ständig kleinste Ströme in die Größenordnung von Millionstel Volt freigesetzt, die abgeleitet, verstärkt und aufgezeichnet werden können.
In festgelegter Anordnung werden auf dem Kopf Elektroden aufgesetzt, über welche Ströme aufgenommen und über einen Verstärker und Mehrkanalschreiber sichtbar gemacht werden. Die abgeleiteten Ströme zeigen spontane hirnelektrische Aktivität, ohne daß ein äußerer Reiz dazu erforderlich ist. Schlaf und bestimmte Medikamente beeinflussen das EEG.

Das EEG dient zur Darstellung von
- Epilepsien. Diese können auch dann deutlich gemacht werden, wenn z. Z. der Ableitung kein Krampfgeschehen vorliegt, weil bereits die Anfallsbereitschaft, das Krampfpotential, auf dem EEG zu sehen ist.
- EEG-Veränderungen, die typisch für Hirntumoren sind.
- EEG-Veränderungen, die typisch für Hirnverletzungen sind.

Das EEG belastet den Patienten nicht. Spezielle Vorbereitungen müssen nicht getroffen werden.
Die Auswertung des EEG erfordert eine spezielle Ausbildung.

7.4.2 EMG

Das EMG dient zur Messung der Nervenleitgeschwindigkeit.
Durch konzentrische Nadelelektroden, die in bestimmte Muskeln eingestochen werden, können „Aktionsströme" dieser Muskeln in Ruhe, bei geringer und maximaler Kraftanstrengung gemessen werden, indem sie über einen Schreiber als Kurve aufgezeichnet werden. So gibt das EMG Aufschluß über

- die Art einer Lähmung,
- Rückbildungstendenzen bei bestehender Lähmung.

Ferner kann ein betreffender Nerv über das Auflegen einer Elektrode elektrisch gereizt werden.

Die dabei entstehenden Aktionspotiale werden dann über einen dazu gehörigen Muskel mittels einer zweiten Elektrode abgeleitet und über das Registriergerät sichtbar gemacht.
Danach mißt man die Strecke zwischen den beiden Elektroden und dividiert durch die Zeit zwischen Reiz und Reizantwort. So ergibt sich die *Nervenleitgeschwindigkeit*.
Diesen Vorgang nennt man auch „Elektroneurographie"; sie gibt Auskunft über Nervenveränderungen.
Eine spezielle Vorbereitung des Patienten ist hierzu nicht nötig.

7.5 Lumbalpunktion

Die Lumbalpunktion dient zur Untersuchung des Liquor cerebrospinalis.
Hierbei wird nach Desinfektion und örtlicher Betäubung vom Arzt zwischen 2 Dornenfortsätze eine etwa 12 cm lange Punktionsnadel mit Mandrin durch die Dura mater und Arachnoidea in den Subarachnoidalraum geführt, so daß der Liquor, nach Entfernen des Mandrins abfließen kann.
Punktiert wird entweder zwischen dem 3. und 4. oder dem 4. und 5. Lendenwirbel (LW).
Oberhalb des 2. LW darf unter keinen Umständen eine Punktion durchgeführt werden, weil bis dorthin das Rückenmark reicht. Die Nervenwurzeln könnten der Punktionsnadel nicht ausweichen und würden verletzt, was zu irreparablen Lähmungserscheinungen führen würde!
Unterhalb des 2. LW befindet sich kein Rückenmark mehr. Dieser Raum wird #„Cauda equina" genannt; hier haben die Nervenwurzeln genügend Platz zum Ausweichen.
Kontraindikation der Lumbalpunktion ist der erhöhte intrakranielle Druck, z. B. bei Tumoren oder beim #Hirnödem, da es bei einer Punktion durch zu plötzliche Verminderung des Druckes zu einer Einklemmung des Hirnstammes im #Hinterhauptsloch und damit zum sofortigen Tod kommen könnte!
Da es bei erhöhtem #Hirndruck zu einer Veränderung des Augenhintergrundes kommt, zur Stauungspapille, ist der Arzt verpflichtet, vor jeder Lumbalpunktion eine Spiegelung des Augenhintergrundes durchzuführen.

Liquordiagnostik

Der normale Liquor ist wasserklar und enthält 2-4 Zellen/mm^3.
Infolge des Zellzählungsverfahrens werden die Zellen üblicherweise in Drittelzellen angegeben. Das bedeutet 2-4 Zellen/mm^3 = $\frac{6}{3}$ bis $\frac{12}{3}$ Zellen.

Weiter sind im gesunden Liquor enthalten
Glukose: 2,5-4,2 mmol/l entspricht 45-75 mg %,
Eiweiß: 200-400 mg/l entspricht 20-40 mg %,
Druck: 70-200 mm H$_2$O,
Pándy: negativ.

Die „Pándy-Reagenzlösung" besteht aus gesättigter Karbolsäure, die bei Zusammenmischung mit Liquor ausflockt, wenn übermäßig Eiweiß darin enthalten ist, was ein Zeichen dafür ist, daß die Grenze zwischen Liquorraum und Blut aufgehoben ist.
Veränderungen dieser Normalwerte weisen also auf

- Rückenmarkerkrankungen,
- Hirnerkrankungen und
- vor allem Entzündungen hin.

Soll der Druck des Liquors gemessen werden, muß man sich hierzu einer anderen Methode bedienen, als den Liquor nur ablaufen zu lassen. Zur Druckmessung wird der „Queckenstedt-Versuch" angewendet:
Beim liegenden Patienten wird an die Lumbalpunktionskanüle ein Steigröhrchen angeschlossen, auf dem sich eine Druckskala befindet. Werte über 20 cm (≙ 200 mm H$_2$O) sind pathologisch.

Nun gibt es noch 2 Techniken, um eine Drucksteigerung zu provozieren: 1) Der Patient selbst betätigt die Bauchpresse; 2) der Arzt drückt die Vv. jugularis ab. Dabei steigt normalerweise der Liquordruck sofort mit Einsetzen der Venenkompression und fällt, sobald die Venenkompression aufgehoben wird. Steigt oder fällt der Druck nur langsam, gibt dies einen Hinweis für ein *Liquorpassagehindernis*.

Die Lumbalpunktion kann auch die Funktion einer „Entlastungspunktion" haben. Diese kommt dann zum Tragen, wenn nach einem neurochirurgsichen Eingriff, z. B. nach einer #Kraniotomie, eine Lappenschwellung entsteht, als Zeichen für einen Stau der Zwischenzellflüssigkeit, durch eine vorübergehende Störung der Rückresorption (s. auch unter Kraniotomie, S. 83).

Ist diese Lappenschwellung so massiv, daß die medikamentöse Behandlung mit Diuretika nicht den gewünschten Effekt hat, kann sie mittels der Lumbalpunktion zum Rückgang gebracht werden. Hierfür wird dann wesentlich mehr Liquor abgelassen als für diagnostische Zwecke benötigt würde.

Es kommt vor, daß die Entlastungspunktion bei der ersten Durchführung keinen dauerhaften Erfolg bringt und wiederholt werden muß.

Besteht bei durchgeführter Lumbalpunktion die Annahme, daß ein entzündlicher Prozeß besteht, ist es möglich, über die Punktionskanüle ein antibiotisch wirksames Medikament direkt in den Subarachnoidalraum zu applizieren, um das Liquorsystem direkt zu beeinflussen, was sonst über intravenöse oder enterale Gabe von Antibiotika in der Regel nicht möglich ist, da physiologischerweise eine Blut-Liquor-Grenze besteht.

Vorbereitung des Personals

In der Regel assistiert das Pflegepersonal, während der Arzt die Lumbalpunktion durchführt.
Die Untersuchung muß unter absolut sterilen Bedingungen durchgeführt werden, um folgenschwere Infektionen zu vermeiden.

Folgendes Material wird benötigt:
- gefärbtes Desinfektionsmittel/Händedesinfektionsmittel,
- sterile Schale, 2 Stück,
- sterile Platten und Tupfer,
- sterile Handschuhe,
- Subkutankanüle, 5-ml-Spritze,
- Lokalanästhesie, z. B. Lidocain,
- Lumbalpunktionskanülen verschiedener Dicke,
- evtl. graduiertes Glasrohr (Steigrohr),
- Untersuchungsröhren, in der Regel 2: für die Bestimmung der Zellzahl und für die Bestimmung von Eiweiß,
- evtl. gewünschtes Antibiotikum, in gewünschter Dosierung bereithalten,
- Pflaster, Unterlage, Abwurfmöglichkeit,
- Laborzettel abrollen, damit der Arzt sie ausfüllen kann.

Vorbereitung des Patienten

Meistens ist die Punktion für den Patienten nicht schmerzhaft, auch wenn das möglicherweise die erste Sorge ist, wenn er von der Untersuchung erfährt.

- Information über Zweck und Art der Untersuchung
  möglichst so rechtzeitig, daß der Patient sich darauf einstellen kann und ihm noch Zeit zum Fragen bleibt.
- Falls Punktion im Zimmer des Patienten, Sichtschutz.
- Oberkörper muß frei sein bzw. der Rücken.
- Lagerung: sitzende und liegende Position möglich, in beiden Fällen muß die Wirbelsäule so weit gebeugt sein, daß die Dornenfortsätze hervortreten.
  Im Sitzen muß der Patient einen „Katzenbuckel" machen.
  Im Liegen faßt eine Hilfsperson den Patienten von vorn um Knie und Nacken, wobei der Kopf gebeugt und die Knie angezogen sind.
  Der Patient sollte auch in dieser Position möglichst entspannt sein.

Ausführung

- Sorgfältige Desinfektion.
- Lokalanästhesie.
- Einstechen der Lumbalnadel.
- Herausziehen des Mandrins, steriles Ablegen.
- Sobald Liquor läuft, Röhrchen, Schale oder Steigrohr anreichen, je nach Zweck der Punktion.
- Evtl. nachdem Liquor abgenommen ist, Antibiotika anreichen.
- Mandrin wird nach Liquorabfluß wieder eingesteckt, die Nadel herausgezogen, und mit einem sterilen Schnellverband, der am nächsten Tag wieder entfernt werden kann, wird die Punktionsstelle abgedeckt.

Nachbehandlung

a) Handelte es sich um eine Entlastungspunktion, sollte der Patient möglichst gleich aufstehen und wenig liegen, damit sich die nun geleerte Stelle der Lappenschwellung nicht durch horizontale Lage wieder auffüllt.
Ferner wird über der Schwellungsstelle eine Binde unter Zug um den Kopf gewickelt, um auch dadurch zu verhindern, daß sich dort erneut Zwischenflüssigkeit ansammelt.
Diese Binde sollte nur so fest angelegt werden, daß sie dem Patienten keine Schmerzen bereitet.

b) Handelte es sich um eine Punktion zu diagnostischen Zwecken, braucht der Patient, sofern keine besondere Verordnung besteht, ebenfalls keine Bettruhe einzuhalten, wenn er es nicht möchte.

c) Grundsätzlich sollte nach der Lumbalpunktion eine Kreislaufüberwachung stattfinden und das Befinden des Patienten genauer beobachtet werden.
Zeigen sich in den ersten Stunden nach der Punktion keine Auffälligkeiten, kann die Überwachung gestoppt werden, sofern sie nicht aus anderen Gründen schon vor der Punktion erforderlich war.

Komplikationen nach Lumbalpunktion

Nach der Punktion kann es zu äußerst heftigen Kopfschmerzen kommen, allerdings meist bei den Patienten, bei denen die Punktion nicht der Entlastung diente und die sofort wieder umherlaufen.
Die Ursache liegt darin, daß bei der Punktion Dura mater und Arachnoidea durchstochen werden; so kann der Liquor aus dem Subarachnoidalraum in den zwischen diesen beiden Häuten gelegenen Raum, den Subduralraum, austreten, solange sich die punktionsbedingte Läsion, noch nicht vollständig wieder verschlossen hat.
Dieser Austritt des Liquors wirkt sich auf die Druckverhältnisse im Hirn aus, weil 1) schon produzierter Liquor bei der Punktion „verlorengegangen" ist und 2) nun – wenn auch in geringer Menge – noch in den Subduralraum abgeht. Dies verursacht den Kopfschmerz, der sich auch mit Medikamenten nicht beeinflussen läßt.
Bei der Punktion ist deshalb zu beachten:
Der Druck auf die Punktionsstelle muß so gering wie möglich gehalten werden, damit so wenig Liquor wie möglich in den Subduralraum fließt.
Maßnahme nach der Punktion:
Der Patient sollte sich flach ins Bett legen, um so den Druck zu mindern, bis sich die Punktionsstelle vollständig verschlossen hat, d. h. bis sich ein Fibrinpfropf gebildet hat.
Meist hören die Kopfschmerzen umgehend nach der flachen Lagerung auf.
Evtl. kann diese Flachlagerung über 24 h erforderlich sein. Nach dieser Zeit ist die Läsion vollständig verschlossen. Außerdem ist der durch die Punktion in Mißklang gebrachte Liquorspiegel wieder aufgefüllt, so daß der Patient wieder ganz beschwerdefrei ist.
Bei Auftreten der Kopfschmerzen sollte der Arzt ebenfalls informiert werden.

7.6 #Subokzipitalpunktion

Die Subokzipitalpunktion dient ebenso wie die Lumbalpunktion der Gewinnung von Liquor (s. daher unter vorher beschriebener Lumbalpunktion!).
Für die Punktionsart wird die Kanüle zwischen Hinterhauptsschuppe und 1. HW (Atlas) in die Cisterna magna eingestochen.
Die Cisterna magna ist ein liquorgefüllter Raum, der dadurch entsteht, daß im Winkel zwischen Kleinhirn und Medulla oblongata die Arachnoidea nicht direkt diesen Hinterteilen anliegt, sondern eine Art aufgespanntes Zeltdach bildet.
So dient die Subokzipitalpunktion der

- Liquorgewinnung zu diagnostischen Zwecken,
- Entlastung bei Lappenschwellung,
- Installierung von Medikamenten.

Der Druck des Liquors läßt sich bei dieser Technik schlecht messen, da die Punktionsstelle so hoch liegt und so z. B. keinen Aufschluß darüber geben würde, ob eine Liquorbehinderung im Rückenmark vorliegt.
Die Vorbereitungen für Personal und Patient sowie die Durchführung sind identisch mit der Lumbalpunktion (s. dort).
Nach ihrer Durchführung ist diese Punktionsmethode für den Patienten offenbar angenehmer als die Lumbalpunktion, da der Liquoraustritt aus dem Punktionsloch in der Dura mater nicht so groß ist wie die Läsion, die durch Lumbalpunktion an den Hirnhäuten gesetzt wird.
Daher treten Komplikationen wie Kopfschmerzen nicht so massiv auf.

7.7 #Myelographie

Die Myelographie dient zur Darstellung des
- #Rückenmarks
- Wirbelkanals

anhand eines Röntgenbildes.

Um Rückenmark und Wirbelkanal mit etwaigen Veränderungen auf dem Röntgenbild darstellen zu können, ist die Gabe von Kontrastmittel erforderlich.
Meistens werden nur noch wasserlösliche Kontrastmittel gespritzt, die vom Körper resorbiert werden.
Um das Kontrastmittel in den Spinalkanal einzubringen, erfolgt eine Lumbal- oder Subokzipitalpunktion (s. dort). Ferner kann es durch seitliche Punktion zwischen den Bögen des 1. und 2. HW unter Durchleuchtung in den Subarachnoidalraum eingebracht werden.
Der Patient liegt auf einem Untersuchungstisch. Unmittelbar vor Untersuchungsbeginn wird das Kontrastmittel injiziert. Dann werden Aufnahmen in verschiedenen Positionen gemacht. Auf dem Röntgenbild läßt eine Einengung des Kontrastmitteldurchflusses oder ein kompletter Kontrastmittelstopp den *Ort* und die *Ausdehnung* eines raumfordernden Prozesses erkennen.
Aus diesen Gründen wird diese Untersuchung bei Patienten durchgeführt, die einer zervikalen oder lumbalen Abklärung bedürfen.
Die Untersuchungsdauer beträgt ca. 1–1,5 h und ist in der Regel für den Patienten eher strapazierend als schmerzhaft, abhängig von den schon bestehenden Schmerzen.

Vorbereitung des Patienten

- Aufklärung des Patienten über Zweck und Art der Untersuchung.
- Ab 20 Uhr des bevorstehenden Untersuchungstages nüchtern, falls eine Kurznarkose notwendig werden sollte.
- Der Patient wird im Bett liegend auf Abruf in den Röntgenraum gefahren.
- Sedierung bzw. Prämedikation nach Verordnung.

Vorbereitung des Personals

- Zwei Liquorröhrchen und Laborzettel mitgeben.
Unter der Myelographie wird zweckmäßig vor Injektion des Kontrastmittels Liquor abgelassen, a) auf Zellen b) auf Eiweiß.

- Bisherige Röntgenbilder mitgeben.
- Eventuell Verabreichung der Prämedikation unmittelbar, bevor der Patient in den Röntgenraum gebracht wird.

Nachbehandlung

Lagerung:
Die Lagerung des Patienten nach Myelographie ist abhängig von der Höhe der Untersuchung und der Art des Kontrastmittels!
Bei Luft: Kopf tief, Becken erhöht lagern, da Luft leichter als Liquor ist und verhindert werden muß, daß die Luft ins Schädelinnere aufsteigt.
Ölige Kontrastmittel: Sie werden nach der Untersuchung wieder abpunktiert, da der Körper sie nicht resorbieren kann.
Hohe Myelographie: Thorakal, zervikal, Flachlagerung für die nächsten ca. 12–24 h.
Wasserlösliches Kontrastmittel: Während 4–12 h sitzende Bettruhe, da das Kontrastmittel spezifisch schwerer ist als Liquor und so das Aufsteigen verhindert wird.
Bei den wasserlöslichen Kontrastmitteln, die vorwiegend verwendet werden, ist die Regel, daß der Patient 4 h sitzende Bettruhe hat, weitere 4 h im Bett bleibt, in für ihn bequemer Lage, und nach diesen 8 h wieder voll mobil ist.
Spezielle Lagerungsvorschriften werden aus dem Röntgenraum mitgegeben. Wichtig ist, daß das Pflegepersonal und der Patient darüber unterrichtet sind. Denn bei *Kontrastmittelabfluß ins Gehirn können lebenslange therapieresistente Kopfschmerzen entstehen!*
Evtl. deshalb den Bettmotor abstellen und einen Zettel mit entsprechender Information am Bett deponieren.

Vitalzeichen-/neurologische Kontrolle:
Diese sollten eingehalten werden, solange der Patient eine bestimmte Lagerung einzuhalten hat. Ihr Abstand hängt von dem Allgemeinzustand des Patienten ab oder der Verordnung vom Röntgenarzt, z. B. ob es Probleme bei der Untersuchung gab oder ob eine Kurznarkose durchgeführt wurde.
Ist der Patient mobil und fühlt er sich wohl, so kann dann die Kontrolle gestoppt werden, sofern sie nicht schon vor der Untersuchung aus anderen Gründen nötig war.

Essen und Trinken:
Meist umgehend nach abgeschlossener Untersuchung wieder erlaubt, sofern keine Kurznarkose nötig war und dem Patienten vom Kontrastmittel nicht übel ist.

Komplikationen nach Myelographie

- Übelkeit und Erbrechen: als Reaktion auf das Kontrastmittel, insbesondere nach hoher Myelographie.
- Starke Kopfschmerzen: Arzt muß informiert werden, da möglicherweise Kontrastmittelanstieg ins Schädelinnere.
- Auftreten eines epileptischen Anfalls (selten): Arzt informieren.
- Jedes Kontrastmittel im Spinalkanal kann zu Reizerscheinungen an der Arachnoidea führen, damit zu einem entzündlichen Prozeß. Dieses bezeichnet man als „Kontrastmittelarachnopathie". Das Zustandekommen ist abhängig von den individuellen Gegebenheiten und der Dosierung des Kontrastmittels.

Bei bestimmungsgemäßem Gebrauch der Medikamente ist das Auftreten einer Arachnopathie sehr selten.

7.8 #Hirnszintigraphie

Diese Untersuchung gehört zur neuroradiologischen und Isotopendiagnostik.
Die Isotopendiagnostik arbeitet nach folgendem Prinzip: In den Körper – meist i. v. – eingebrachte radioaktive Stoffe, die „Isotope", reichern sich in der Blutbahn und im Gewebe an. Je nach verwendeten Isotopen ist die Anlagerung in den einzelnen Organen unterschiedlich.
Infolge der Anlagerung kommt es zur radioaktiven Strahlung, die mittels des Gerätes (Scanner) gemessen, registriert und aufgezeichnet

werden kann. Die Bilder geben Auskunft über die unterschiedliche Aktivitätsverteilung des Isotops im Gewebe.
Bei der #Hirnszintigraphie wird als Isotop meist das Natriumsalz des Technetiums verwendet. Die Untersuchung ist nicht nur sehr aussagekräftig, sondern auch unbelastend und ungefährlich für den Patienten.
Sie dient zur Beurteilung der Durchblutung im Hirn.

Die Hirnszintigraphie kann einen Hinweis geben auf:
- Hirntumoren,
- Hirnblutungen,
- Hirninfarkte,
- Hirnabszesse.

Im „dynamischen" Hirnszintigramm wird die Durchblutungsaktivität im Kopf, mit sagittalem Strahlengang, aufgezeichnet, wobei in einem Zeitraum von 8–64 s nach Isotopenapplikation die Anreicherung und Verteilung gemessen wird. Dabei lassen sich Vergleiche der verschiedenen Durchblutungsphasen und somit Durchblutungsstörungen erkennen.
Meist wird danach eine „statische" Hirnszintigraphie angeschlossen, d. h. die Strahlungsintensität des angelagerten Isotops im Hirngewebe wird gemessen.
Bei einem pathologischen Prozeß tritt, infolge der geschädigten Bluthirnschranke, eine vermehrte Durchlässigkeit fehlgebildeter Blutgefäße auf.
Die Aufzeichnungen erfolgen meist von vorn, von hinten und von beiden Seiten.
Diagnostiziert werden können Geschwülste und andere pathologische Prozesse ab etwa Kirschengröße.
Die Untersuchung ist praktisch komplikationsfrei.
Spezielle Vorbereitungen sind nicht erforderlich.

7.9 Knochenszintigraphie

Die #Knochenszintigraphie dient zur Darstellung pathologischer Veränderungen am Schädelknochen und an den Wirbeln.
Diagnostiziert werden können
- Tumoren und
- Metastasen.

Für die Knochenszintigraphie gilt das gleiche wie für die Hirnszintigraphie (s. auch dort).
Als Isotop wird eine Verbindung der Phosphate des Technetiums gewählt.
Die Aussagemöglichkeit ist allerdings, anders als bei der Hirnszintigraphie, eher begrenzt. So muß zur Unterscheidung von degenerativen Veränderungen der WS und einem knochendestruierten Prozeß zum Beispiel die Diagnose mit Hilfe anderer entsprechender Röntgenbilder gestellt werden.

7.10 Hirndurchblutungsmessung

Die Hirndurchblutungsmessung fällt ebenfalls unter die #Isotopendiagnostik.
Hier wird physiologische Kochsalzlösung, in welcher radioaktives Xenon gelöst wurde, in die A. carotis interna injiziert.
Es kommt zu einer Diffusion des Isotops in das Hirngewebe, welche jedoch von der Hirndurchblutung abhängig ist. Die auftretende Radioaktivität kann von dem Gerät registriert werden.
Wenn isotopenfreies Blut nachströmt, kommt es zu einer Rückdiffusion des Isotops aus dem Gewebe in die Blutbahn.
So kann mittels Computerauswertung die Durchblutung und der Stoffwechsel des Hirns gemessen werden.
Das Isotop wird mit dem venösen Blut abtransportiert und über die Lungen abgeatmet.
Diese Untersuchung erfordert einen hohen technischen Aufwand und wird daher nicht oft angewandt.
Spezielle Vorbereitungen sind nicht erforderlich.

7.11 Zerebrale # Angiographie

Ein Angiogramm ist eine Gefäßdarstellung per Röntgenbild; es ist nur mit Kontrastmittelgabe möglich.

Eine zerebrale Angiographie stellt die Hirngefäße dar. Durch diese Untersuchung werden Gefäßveränderungen sowie raumfordernde Prozesse deutlich; sie können nach Größe und Lage genau lokalisiert werden, z. B.

- Tumoren,
- Blutungen,
- Mißbildungen,
- Abszesse.

Bei der Angiographie werden während und kurz nach der Injektion des Kontrastmittels in kurzen Abständen Aufnahmen „geschossen", weshalb man auch von einer Serienangiographie spricht.

Dies bietet den Vorteil, daß man die verschiedenen Phasen der Gefäßfüllung (Arterien – Kapillaren – Venen) später zusammen betrachten kann, wodurch eine bessere Beurteilung möglich ist.

Die Angiographie kann in Intubationsnarkose oder Lokalanästhesie durchgeführt werden und dauert im Schnitt 1–2 h.

Je nach Zustand des Patienten wird die Angiographie in Operationsbereitschaft durchgeführt, d. h. nach Beendigung der Angiographie und feststehender Diagnose wird der Patient unverzüglich operiert.

Es gibt folgende Arten der zerebralen Angiographie:

- Über die A. femoralis wird unter Bildwandler ein langer Katheter eingeführt, um unter Sicht diesen bis zu einer Hirnarterie hinaufzuschieben, damit das Kontrastmittel injiziert werden kann.
- Direktpunktion der A. carotis communis.
- Direktpunktion der A. carotis interna.
- Retrograde Überdruckgegenstromfüllung der A. brachialis.

Meist wird die erstgenannte Methode durchgeführt.

Infolge der Kontrastmittelverteilung sind natürlich trotz arterieller Punktierung auch die Venen darstellbar.

Vorbereitung der Patienten

- Information über Sinn und Durchführung der Untersuchung.
- Der Patient bleibt ab 0 Uhr des Untersuchungstages nüchtern, falls Operation anschließt oder falls Komplikationen auftreten.
- Medikamente zur Hirndruckprophylaxe per Injektion,
  am Morgen des Untersuchungstages, falls nötig (Verordnung).
- Ausgangskontrolle am Morgen des Untersuchungstages, d. h. Vital- und neurologische Kontrolle sowie Fußpulse, und auf Überwachungsblatt als Erstkontrolle kennzeichnen.
- Prämedikation nach Verordnung.
- Patient im Bett in den Röntgenraum fahren.

Vorbereitung des Personals

- Röntgenbilder mitgeben.

Nachbehandlung

- Der Patient kommt, sofern es während der Untersuchung keine Komplikationen gab, in seinem Bett wieder auf die Abteilung. Die Punktionsstelle, meist A. femoralis, in einer Seite der Leiste ist mit einem Sandsack und Druckverband versehen, damit eine Blutung verhindert wird und die Punktionsstelle sich schnell wieder schließt.
- Bettruhe und Flachlagerung in der Regel für die nächsten 6–8 h, evtl. länger.
  Dies dient dazu, den Druck auf die Punktionsstelle zu mindern und ein Abknicken der Arterie zu verhindern, da eine arterielle Blutung schwere Folgen hätte.
- Der Sandsack wird in der Regel nach 4 h entfernt, falls von den Untersuchenden keine andere Weisung vorliegt.

- Weitere Ruhe sollte auch nach der Flachlagerung noch den Tag über beibehalten werden.
- Essen und Trinken: Sofern keine sofortige Operation erfolgt, darf der Patient umgehend die Nahrungsaufnahme aufnehmen, sofern er wach und ansprechbar ist.
- Überwachung: Vital und neurologisch muß der Patient nach der Untersuchung zunächst stündlich, bei gutem Verlauf später alle 2–3 h, in der Nacht bis zum nächsten Morgen nach 4–6 h überwacht werden.
  Bei Abweichungen der Ausgangskontrolle oder anderen Verschlechterungen ist der Arzt umgehend zu informieren.
- *Bei jeder Überwachung muß das Vorhandensein der Fußpulse überprüft werden und im Vergleich zur Ausgangskontrolle bewertet werden. Der fehlende Fußpuls könnte ein Zeichen für eine Blutung nach innen sein.*
- *Weiterhin muß die Punktionsstelle beobachtet sowie die richtige Lage des Verbandes kontrolliert werden.*
- *Bei Punktionsstellen am Hals kann zur Gefäßverengung prophylaktisch eine Eiskrawatte angelegt werden.*

Komplikationen nach #Angiographie

- *Übelkeit und Erbrechen, bedingt durch das Kontrastmittel.*
- *Kopfschmerzen: bei massiven Schmerzen Arzt informieren.*
- *Nachblutungen; von der Punktionsstelle ausgehend nach innen und außen – sofort den Arzt informieren.*
- *Hauterscheinungen, als Kontrastmittelallergie.*
- *Lähmungszeichen, zuerst meist im Gesicht und an den Extremitäten. Arzt sofort informieren.*

Eine zerebrale Angiographie ist kein ungefährlicher Eingriff. So kann der Patient schon während der Untersuchung eine halbseitige Lähmung bekommen, da immer die Gefahr besteht, einen Thrombus durch den Katheter zu lösen, der sich z. B. nach einer Blutung gebildet haben kann.

Auch kann es zu Laryngospasmen kommen. Die Komplikationsrate liegt bei 1%.
Deshalb ist auch nach abgeschlossener Untersuchung die engmaschige Kontrolle des Patienten unerläßlich (s. auch unter „neurologische Kontrolle").

7.12 Liquorzirkulationsprüfung

Die Liquorzirkulationsprüfung ist eine szintigraphische Untersuchung, bei welcher der Weg des Liquors dargestellt wird.
Hierzu wird dem Patienten ein Isotop, eine radioaktive Substanz, per Lumbal- oder Subokzipitalpunktion, in den Subarachnoidalraum injiziert.
Das Isotop, meist radioaktives Humanalbumin, wird mit der Liquorzirkulation mitgenommen und stellt so den Weg auf dem Röntgenbild dar.
In regelmäßigen Abständen wird in einem Zeitraum von 12 bis maximal 72 h eine Röntgenaufnahme gemacht, um zu erkennen, wie lange der zirkulierende Liquor im Hirn bzw. in den Ventrikeln verweilt.
Abhängig davon, ob diese Werte der Norm entsprechen, läßt die Untersuchung eine Aussage darüber zu,

- ob ein fraglicher #Hydrozephalus besteht aufgrund einer gestörten Rückresorption des Liquors,
- ob ein eingesetzter Shunt zweckmäßig arbeitet.

Die Untersuchung stellt für den Patienten insofern eine Belastung dar, als sie zeitaufwendig ist und bis zu 3 Tage dauern kann, während der Patient Bettruhe halten sollte.
Zu den vorgesehenen Zeiten wird er im Bett in den Röntgenraum gefahren. Allergien auf die radioaktive Substanz können auftreten, sind aber äußerst selten.
Das Isotop wird mit dem Liquor vom venösen System resorbiert und über die Nieren ausgeschieden.

Die Aussagekraft unterliegt z. T. der eines CT, weshalb in dem Fall auf die Liquorzirkulationsprüfung verzichtet werden kann.
Außer der Bettruhe während der Studie sind keine besonderen Vorbereitungen erforderlich. Der Patient sollte jedoch auf evtl. auftretende allergische Reaktionen hin genauer beobachtet werden.

7.13 Doppler-Sonographie

Die #Doppler-Sonographie ist eine Ultraschalluntersuchung. Sie beruht auf der Tatsache, daß ein Signal auf einer sich bewegenden Oberfläche (Blutstrom in einem Gefäß) reflektiert wird, womit eine Änderung der Frequenz wahrgenommen werden kann.
Dieses wird zum einen als akustisches Signal vom Untersuchenden wahrgenommen und zum zweiten kurvenähnlich dargestellt. So gibt es Aussagemöglichkeiten über Strömungscharakteristika in den Gefäßen.
Mit Doppler-Sonogrpahie können diagnostiziert werden:

- Verschlüsse der A. vertebralis,
- hämodynamische Stenosen der A. carotis interna,
- Balilarisstenosen,
- vaskuläre Risikofaktoren allgemein.

Für den Patienten stellt diese Untersuchung weder eine Belastung noch ein Risiko dar. Sie kann auf der Station durchgeführt werden.
Besondere Vorbereitungen müssen nicht getroffen werden.
Die Doppler-Sonographie läßt eine genaue Lokalisation des Defekts nicht zu.
Auch die Analyse von bestimmten intrakraniellen Gefäßen befindet sich noch eher im Anfangsstadium.

7.14 Digitale Subtraktionsangiographie

Die digitale #Subtraktionsangiographie ist eine spezielle Art der Angiographie, die genauere Aussagen machen kann.
Dieses geschieht mittels spezieller Röntgenfilme und mehrfacher Belichtung. Durch die Computertechnik wird, nachdem wie bei der gewöhnlichen Angiographie über eine Arterie bolusartig Kontrastmittel injiziert wurde, das Durchleuchtungsbild einmal mit und einmal ohne Kontrastmittel gespeichert; diese Aufnahmen werden dann voneinander „subtrahiert".
So wird die Beurteilung des arteriellen Gefäßsystems möglich, wie auch bei der Angiographie, wobei der Vorteil der digitalen Subtraktionsangiogrpahie darin liegt, daß in die darzustellenden Arterien keine – u. U. deren Lumen verschließende – Katheter eingeführt werden müssen und die Kontrastmittelreaktion deutlich geringer ist.
Dieses Verfahren eignet sich besonders für gefährdete Patienten.
Vorbereitung und spezielle Nachsorge sind identisch mit denen bei der zerebralen Angiographie (s. Abschn. 7.11).

7.15 Spinale Angiographie

Sie spielt im Vergleich zur zerebralen Angiographie nur eine untergeordnete Rolle und besitzt ihren *Hauptanwendungsbereich im Nachweis von arteriovenösen Mißbildungen im Wirbelkanal.*
Die Darstellung der das Rückenmark versorgenden Arterien erfolgt über einen Katheter, der in die A. femoralis eingeführt wird und unter Durchleuchtungskontrolle unter Kontrastmittelgabe in die A. vertebralis vorgeschoben wird, um diese darzustellen.
Vorbereitung und Nachsorge s. Abschn. 7.11: „Zerebrale Angiographie".

7.16 #Ventrikulographie

Bei erhöhtem Kopfinnendruck ist eine Lumbal- oder Subokzipitalpunktion kontraindiziert. Sollte für die Diagnosesicherung dennoch die Darstellung der Ventrikel notwendig sein, wird diese mittels Ventrikulographie durchgeführt.

Dabei erfolgt die direkte Punktion des Seitenventrikels nach Anlegen eines Bohrlochs im Schädeldach.

Es handelt sich hierbei um einen operativen Eingriff, der eine Intubationsnarkose und die damit verbundenen Risiken notwendig macht. Nach Eröffnung des Schädels und der Dura mater, entweder im Bereich der Stirnhaargrenze oder im Okzipitalbereich, wird eine stumpfe Nadel eingeführt, bis Liquor abtropft. Die Nadel wird meist durch das Einlegen eines dünnen Katheters ersetzt, die auch nach Wundverschluß noch liegenbleibt.

Als Kontrastmittel werden meist wasserlösliche Substanzen benutzt, die eine gute Darstellung der Ventrikel ermöglichen.

Die Ventrikulographie dient zum Nachweis bei Verdacht auf Verlagerung oder Verschluß des Liquorsystems infolge gesteigerten Hirndrucks.

7.17 Transossäre Phlebographie

Die transossäre #Phlebographie – auch „Ossovenographie" – ist eine neuradiologische Untersuchung zur Darstellung der Venen im Wirbelkanal.

Die Darstellung erfordert die Applikation von Kontrastmittel, welches in einen Wirbelkörper oder Wirbeldornfortsatz injiziert wird und auf diese Weise in die umgebenden Venen abfließt. In diesem Moment werden – wie bei der Angiographie – Röntgenserienaufnahmen gemacht. Die Halswirbelkörper werden nach Lokalanästhesie punktiert. Die Dornenfortsätze werden im Bereich der Brust- oder Lendenwirbelsäule punktiert.

Die transossäre Phlebographie dient zur Darstellung von raumfordernden Prozessen im Wirbelkanal.

Spezielle Vorbereitung und Nachsorge s. unter 7.11: „Zerebrale Angiographie".

7.18 Diskographie

Die #Diskographie dient zur Darstellung der Bandscheiben.

Hierbei wird bei Verdacht auf Bandscheibenprolaps in die betreffende Bandscheibe ein Kontrastmittel injiziert und die Röntgenaufnahmen angefertigt.

Aus den Bildern lassen sich Bandscheibenveränderungen erkennen. Wird durch die Kontrastmittelinjektion der vorbestehende Schmerz noch verstärkt, kann das einen Hinweis darauf geben, daß die Bandscheibe selbst geschädigt ist.

Spezielle Vorbereitungen sind nicht erforderlich.

8 Epilepsie

Als #Epilepsie bezeichnet man das *gehäufte Auftreten* von Krampfanfällen.
Physiologischerweise entladen sich die zerebralen Ganglienzellen zur Reizweiterleitung asynchron. Bei der Epilepsie liegt eine gestörte Funktion zerebraler Ganglienzellen vor.
Bei der anfallsweise auftretenden Störung der elektrischen Hirntätigkeit, kommt es zu einer gleichzeitigen synchronen Entladung der Zellen.
Ein Krampfanfall stellt zunächst noch keinen lebensbedrohlichen Zustand dar. Jedes Gehirn neigt unter bestimmten Bedingungen zu Krampfanfällen; nur ist die Toleranzgrenze bei einem Epileptiker erheblich herabgesetzt.

Diagnose

Die potentielle Anfallsbereitschaft läßt sich mit Hilfe des EEG eindeutig nachweisen, wobei die Hirnströme, die von der Hirnrinde ausgehen, gemessen werden.

Formen der Epilepsie

Wir unterscheiden die primäre von der sekundären Epilepsie.

> *Primäre Epilepsie:*
> Anlagebedingte erhöhte Anfallsbereitschaft ohne weitere Hirnerkrankungen (z. B. durch Alkohol, Schlafentzug).
> Dazu gehören die Absencen und Petit-mal-Anfälle mit kurzfristigen Abwesenheitszuständen, meist bei Kindern (Amnesie).

> *Sekundäre Epilepsie:*
> Symptomatisch, d. h. Anfälle aufgrund bestehender Hirnerkrankungen.
> Hierzu gehören hauptsächlich die „Jackson-Anfälle" (= „fokale Anfälle"). Diese zeichnen sich aus durch:
> – fortschreitenden Klonus = rhythmisches Zucken auf einer Körperhälfte; meist in der Hand beginnend und dann sich in Arm, Bein und Gesichtshälfte ausbreitend;
> – sensible Störungen während des Anfalls.
> – Patient ist dabei meist bewußtseinsklar.
> Der fokale Anfall dauert wenige Minuten, manchmal nur Sekunden.

Sowohl die primäre als auch die sekundäre Epilepsie kann sich in Form von psychomotorischen Anfällen oder Grand-mal-Anfällen äußern.

a) *Psychomotorischer Anfall*
(Diese Form wird auch als Dämmerattacken- oder Schläfenlappenepilepsie bezeichnet.)
Verlauf:

> aufsteigendes Übelkeitsgefühl, ohne Erbrechen
> ↓
> Übersensibilität der Sinnesorgane
> ↓
> Individuell gleichablaufende Visionen
> ↓
> #Déjà-vu-Erlebnis
> ↓
> Jamais-vu, Orientierungsstörung
> ↓

> Bewußtseinseintrübung
> ↓
> Tätigen von individuell immer gleich ablaufenden Handlungen, die von anderen nicht beeinflußt werden können, keine Störung, die die Motorik beeinflußt

Wichtig: Ein psychomotorischer Anfall kann in einen Grand-mal-Anfall übergehen!

b) *Grand-mal-Anfall*
Verlauf:

> Aura (individuell gleich ablaufend)
> ↓
> Initialschrei mit einsetzender Bewußtlosigkeit
> durch Anspannung aller Muskeln, also auch durch Atem- und Stimmbandmuskulatur bedingt
> Gleichzeitig Absinken in passive stabile Lage ↓
> Tonisches Stadium ca. 30 s
> Maximale Muskulaturkontraktion, dadurch möglicher Zungenbiß und Zyanose durch Exspiration, aber gleichzeitigen hohen O_2-Bedarf, möglicher Stuhl- und Urinabgang
> Hierbei können Hirnzellen durch Minderversorgung absterben!
> ↓
> Klonisches Stadium
> Muskelzuckungen und lichtstarre Pupillen ↓
> Terminalschlaf
> ↓
> Möglich: Dämmerzustand mit Orientierungsschwäche und Wesensveränderung

Komplikation eines epileptischen Anfalls

Der „Status epilepticus" ist gekennzeichnet durch hintereinander folgende, gehäufte Anfälle, ohne daß der Patient seine Wachheit zwischendurch wiedererlangt.

Als Folge tritt eine Minderversorgung des Hirns auf, da der erhöhte Sauerstoffbedarf nicht gedeckt werden kann.

Therapie

- Antikonvulsiva, welche die synchrone Entladung der Ganglienzellen unterdrücken. Unter dieser Behandlung sind regelmäßig EEG und Medikamentenspiegel im Blut zu kontrollieren.
- Behandlung der Grunderkrankung.

Ursachen der sekundären Epilepsie

> - Schädel-Hirn-Trauma,
> - Tumoren,
> - Angiome,
> - intrazerebrale Blutungen,
> - Hirninfarkte,
> - Entzündungen des Hirns, z. B. Enzephalitis.

Die häufigste Komplikation nach Schädelhirnverletzungen ist die posttraumatische Epilepsie, die in Früh- und Spätepilepsie unterteilt wird.
Zur *Frühepilepsie* zählen alle Krampfanfälle, die noch im Rekonvaleszenzstadium auftreten, also bis zu einem Monat nach der Schädigung. Treten Krampfanfälle innerhalb von 24 h nach einem Schaden auf, so sind es meist generalisierende Krampfanfälle, während bei der Frühepilepsie fokale Anfälle häufiger sind.
Anfälle in der Frühphase sind immer verdächtig auf das Vorliegen eines subduralen oder intrazerebralen Hämatoms!
Die *Spätepilepsie* zeichnet sich durch generalisierte Anfälle aus. Die Sterblichkeit bei Hirnverletzungen *mit* Anfällen ist etwa 3mal höher als *ohne* posttraumatische Epilepsie.
Grundsätzlich gilt, wenn ein Patient einen Anfall hat unter allen Umständen dabeibleiben, Verletzungsgefahren ausschließen, Verlauf des Anfalls beobachten; Informationsweitergabe; evtl. Medikamente i. v. injizieren. Mundkeil nur, wenn das tonische Stadium noch nicht erreicht ist, ansonsten sowieso aussichtslos.

9 Infektionen des Zentralnervensystems

9.1 #Enzephalitis

Unter dem Begriff Enzephalitis versteht man die Entzündung des Hirngewebes selbst, sowohl mit als auch ohne dessen Hirnhäute.

Charakteristika der Enzephalitis

- Eventuell Vorerkrankung ohne Befall des Nervensystems, entweder mit deutlichen Symptomen wie bei Fleckfieber und Masern oder ganz untypisch wie bei einer Grippe.
- Mehr oder weniger intensives Kopfweh, meist frontoorbital.
- Eventuell Erbrechen, Lichtscheu, Nacken- und Gliederschmerzen.
- Schlaf-Wach-Rhythmusstörungen.
- Meist schwerkrankes Aussehen.
- Benommenheit bis zur tiefen Bewußtlosigkeit und Verwirrtheitszustände.
- Fieber, welches auch sehr diskret sein kann.
- Eventuell Hirnnervenausfälle, neurologische Herdsymptome, Stauungspapille.
- Eventuell zerebrale Reizerscheinungen wie Krampfanfälle und Bewegungsstörungen.
- Eventuell allgemeine Hirndruckzeichen.
- Zellzahlerhöhung im Liquor.
- Eiweißerhöhung im Liquor.
- EEG zeigt unspezifische Veränderungen.
- Parenchymveränderungen im CT.

Man unterscheidet die bakterielle und die virale Enzephalitis.

9.1.1 Bakterielle Enzephalitis

Sie entsteht auf sekundärem Wege, d. h. entweder durch
- die Streuung einer Endokarditis (Entzündung der Herzklappen) oder
- das Übergreifen einer Meningitis.

Im letzteren Fall spricht man auch von einer „Meningoenzephalitis". (Zur bakteriellen Enzephalitis s. auch Abschn. 9.2: Meningitis.)

9.1.2 Virale Enzephalitis

Ursache

- Durch hämatogene Verbreitung, z. B. bei Herpes simplex, oder durch Insektenstiche.
- Durch Immunsuppressiva, da die allgemeine Abwehrlage dann erheblich herabgesetzt ist.

Diagnose

- Lumbalpunktion zeigt Zellzahlerhöhung bis zu 700 Zellen/ml. (Normalwert liegt bei maximal 4 Zellen/ml!)
- EEG-Veränderungen, mehr oder weniger deutlich, je nachdem ob der Patient bereits epileptische Anfälle hatte.
- CT-Veränderungen oder auch Anzeichen von nekrotisch gewordenem Gewebe.

Die Viren selbst lassen sich nur selten nachweisen.

Prognose

Je jünger die behandelnden Patienten sind und je weniger stark ihre Bewußtseinslage beeinträchtigt ist, um so besser ist ihre Prognose. So zeigen von den komatösen Patienten, die älter als 30 Jahre sind, die wenigsten noch Heilungserfolge.

Therapie

Sie besteht trotz viralem Erreger in der Gabe von Antibiotika; handelt es sich um den Herpesvirus, so steht ein spezielles Medikament zur Verfügung.
Bei komatösen Patienten muß ferner noch eine antikonvulsive Therapie durchgeführt werden. Weiterhin kommen Hirnödem- und Ulkusprophylaxe medikamentös zum Tragen.

9.2 #Meningitis

Die Meningitis ist eine erregerbedingte Entzündung der Hirnhäute, ausgehend vom Liquorraum.
Durch verschiedene Erreger können die Meningitiden mehr oder weniger akut, intensiv und langandauernd sein. Dies hängt im Einzelfall immer von der Erregermenge, dem Erregertyp, der Abwehrlage des Patienten und von der Behandlungsmöglichkeit ab.
Man unterscheidet die
- akute eitrige Meningitis,
- akute „aseptische" lymphozytäre Meningitis,
- chronische Meningitis.

Allgemeine Symptome

Eine Meningitis weist – egal welcher Art sie ist – meist folgende Charakteristika auf:

- *Immer* Kopfweh, u. U. sehr intensiv, diffus,
- *immer* Meningismus,
- *immer* pathologischer Liquorbefund,
- *oft* Rückenweh
- *oft* Übelkeit und Erbrechen,
- *fast immer* Fieber, evtl. sehr hoch,
- *evtl.* Benommenheit und Somnolenz.

9.2.1 Akute eitrige Meningitis

Ätiologie

Bakterieller Befall der Meningen entweder
- hämatogen, ausbreitend von einem anderen Primärinfekt im Körper oder
- durch Eindringen der Erreger von außen, d. h. über eine offene Schädel-Hirn-Verletzung, Punktion oder durch einen neurochirurgischen Eingriff, z. B. Shuntoperation.

Der beim Erwachsenen am häufigsten vorkommende Erreger ist der *Pneumokokkus* und der *Meningokokkus*.
Erreger wie Haemophilus influenzae, Escherichia coli, Streptokokken der Gruppe B, Pseudomonas und Staphylokokken kommen bei Kindern dagegen häufiger vor.

Besondere Symptome

- Allgemeine Symptomsteigerung innerhalb weniger Stunden zu einem dramatischen schweren Krankheitsbild.
- Außerordentlich intensive Kopf-/Rückenschmerzen.
- Sehr hohes Fieber. Dieses kann jedoch bei alten Leuten mit schlechter Abwehrlage auch ganz ausbleiben.
- Massiver Meningismus.
- Anziehen der Beine und Flexion der Hüfte beim Prüfen des Meningismus.
- Sehr rasches Auftreten von Erbrechen, Benommenheit, Somnolenz bis hin zum Koma.

Diagnose

Die Liquorpunktion ist entscheidend.
Sie zeigt über 1000 Zellen/ml, meist zwischen 1000 und 10000 (Normalwerte liegen bis maximal 4 Zellen/ml!).
Die erhöhte Zellzahl deutet darauf hin, daß die Grenze zwischen Blut und Liquorraum aufgehoben ist.
Werte über 50000 Zellen/ml erwecken den Verdacht auf einen Hirnabszeß, der durchbrochen ist.

Außer der Zellzahl ist das Eiweiß praktisch immer erhöht, ebenso der Hirndruck. Beträgt dieser über 30–40 mmHg, besteht die Gefahr der Einklemmung!
Blutkulturen sollten angesetzt werden, da sie auch bei negativer Lumbalpunktion positiv sein können.

Prognose

Bei Neugeborenen liegt die Mortalität über 50% (!), bei Pneumokokkenerregern um 30%. Die Prognose wird besonders dann ungünstig, wenn eine Meningokokkensepsis auftritt, deren Komplikation im Befall der Nebenniere besteht und die wiederum einen Vasomotorenkollaps auslösen kann.
Weitere Komplikationen und Dauerfolgen bei eitriger Meningitis sind: Taubheit, Ausbildung eines Hydrocephalus malresorptivus, Auftreten von Epilepsien (sekundäre Epilepsie) und Intelligenzdefekte.

Therapie

Da es sich hier um eine bakterielle Meningitis handelt, ist die antibiotische Behandlung erfolgversprechend.
Es ist darauf zu achten, daß die Antibiotika auch liquorgängig sind!
Die Behandlung sollte unmittelbar nach der Lumbalpunktion einsetzen und ca. 14 Tage ohne Dosisverminderung durchgeführt werden.

9.2.2 „Aseptische" seröse Meningitis

Ätiologie

Die Erreger sind uneinheitlich, sie können aus der Gruppe der Bakterien stammen oder aber zu den Pilzen, Protozonen oder Viren gehören. Letztere gehören zu den meist verantwortlichen Erregern der „aseptischen" serösen Meningitis.

Besondere Symptome

- Immer Kopfweh.
- Eher wenig hohes Fieber.
- Zeichen dafür, daß ein anderes Organ mitbefallen ist, z. B. Lungenbefall.
- Zweigipfliger Krankheitsverlauf.
- Kein stark beeinträchtigtes Allgemeinbefinden.

Diagnose

Auch hier ist die Lumbalpunktion die wichtigste Untersuchung, schon deshalb, um die Abgrenzung zur eitrigen Meningitis sicherzustellen.

Bei der serösen Meningitis finden sich erheblich weniger Zellen im Liquor. Nachzuweisen sind meist unter 100 bis zu 1000 Zellen/ml.
Das Eiweiß ist nur minimal erhöht.
Es sollen Kulturen angelegt werden und auch eine serologishe Diagnostik stattfinden.

Therapie

Auf Verdacht können Tuberkulostatika verabreicht werden. Handelt es sich sonst bei den Erregern um Viren, muß eine spontane Ausheilung erfolgen.
In den meisten Fällen kommt es zur Ausheilung nach wenigen Wochen, ohne daß Folgeschäden zurückbleiben.

9.2.3 Chronische Meningitis

Zum einen können erregerbedingte Meningitiden, zum anderen meningiale Reizprozesse zu einer chronisch verlaufenden Meningitis führen.
Dabei findet sich im Liquor über Monate eine Zellzahl von 50–500/ml. Es handelt sich meist um große Lymphozyten. Auch das Eiweiß kann

erheblich ansteigen, während der Patient dabei oft völlig beschwerdefrei ist.
So muß zunächst abgeklärt werden, ob es sich nicht um eine tuberkulöse Meningitis handelt. Diese ungeklärte Form der chronischen Meningitis kann über Monate und Jahre verlaufen und dann ganz plötzlich spontan vollständig abklingen.

Grundsätzlich besteht bei allen Formen der Meningitis die Gefahr des Übergreifens zur *Enzephalitis* (!) (s. auch Abschn. 9.1).

10 Intrakranielle Drucksteigerung

10.1 #Hirnödem

Pathophysiologie

Bedingt durch die Tatsache, daß das Hirn von einer knöchernen Kapsel umgeben ist, die keinen elastischen Druckausgleich erlaubt, muß jede Erhöhung des Volumens innerhalb des Schädels zu einer Steigerung des intrakraniellen Druckes führen.
Innerhalb des Schädels befinden sich 3 wesentliche Bestandteile: *Hirnmasse, Liquor* (120–140 ml) und *Blut* (100 ml). Aufgrund der starren Schädelkapsel muß das Volumen dieser 3 Komponenten immer gleich bleiben.
So führt die Volumenvermehrung einer Komponente zur Verminderung der anderen beiden, was mit dementsprechenden Störungen verbunden ist.
Der normale intrakranielle Druck beträgt ca. 5–15 mmHg.
Der für das Hirn erforderliche Blutdruck setzt sich zusammen aus der Differenz zwischen arteriellem Gefäßdruck und dem bestehenden intrakraniellen Druck.
So zeigt eine Erhöhung des intrakraniellen Druckes immer Auswirkungen auf die Durchblutung des Gehirns!
Weiterhin wird bei einer Hirndrucksteigerung die Autoregulation der Blutversorgung des Hirns relativ bald außer Kraft gesetzt, so daß es zu einer „Vasoparalyse" (Lähmung der Gefäßmuskulatur) kommt und damit zu einer Erniedrigung des pH-Wertes und einer Erhöhung des CO_2-Gehalts, was erheblich zum Sauerstoffmangel beiträgt.

Ursachen

- Raumfordernde Blutungen,
- Hydrozephalus,
- Tumoren,
- Hirninfarkte,
- traumatische Verletzungen des Hirns.

Hierdurch kommt es zu einer Beeinträchtigung des Hirnstoffwechsels. Dies ist dann wiederum der auslösende Faktor des Hirnödems. Das heißt, es kommt zu einer Schwellung von Hirngewebe durch

- proteingebundenes Gewebswasser in der Zelle (zytotoxisches Hirnödem),
- Vermehrung von Flüssigkeit in den Gewebsspalten der weißen Substanz (vasogenes Hirnödem).

Allgemein kommt es zu einem Flüssigkeitseinstrom in die Hirnzellen aufgrund einer Permeabilitätsstörung der Zellmembran.
So häufen sich Stoffwechselprodukte an, und die Kapillarpermeabilität nimmt zu; → Ansammlung eiweißarmer Flüssigkeit.

Symptome und Komplikationen

- Kopfschmerzen:
  durch Druck und Zugwirkungen an der empfindlichen harten Hirnhaut.
- Übelkeit und Erbrechen:
  bedingt durch Störung der Blutzufuhr zu den Regelzentren der Medulla oblongata infolge des erhöhten Kopfinnendruckes.
- Stauungspapille:
  Stauung der mit dem Sehnerven vom Auge wegziehenden Venen, dadurch

Eintrittspunkt des Sehnerven in den Augapfels, die Sehnervenpapille oder der blinde Fleck erscheint in das Auge hineingewölbt.
- Zunahme des Schlafbedürfnisses.
- Bewußtseinstrübung.
- Kompression des N. oculomotorius (hinter der Hypophyse).
Ausfall der parasympathischen Fasern, fehlende Innervation des Augenmuskels → Erweiterung der zugehörigen Pupille.

Kommt es zu einer Raumforderung durch Anstieg des intrakraniellen Druckes im Bereich des Groß- und Mittelhirns, besteht die Gefahr einer Einklemmung der Medulla oblongata! (Die Medulla oblongata liegt in Höhe des großen Hinterhauptlochs im verlängerten Mark und birgt das Atem-/Kreislaufzentrum!) In dem Moment, wo arterieller Systemdruck und intrakranieller Druck gleiche Werte erreichen, hört die Durchblutung des Hirns auf, der #Hirntod tritt infolge Kreislaufstillstand innerhalb des Gehirns in wenigen Minuten ein! Also liegt die Todesursache bei Hirndruck begründet in *Atemstillstand* oder *Kreislaufstillstand* (Abb. 10.1).

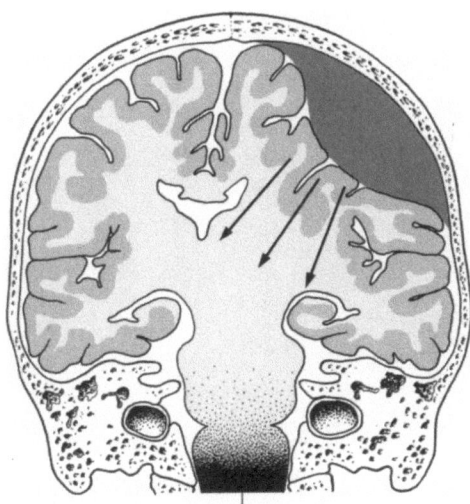

Abb. 10.1. Einklemmung der Medulla oblongata im Hinterhauptsloch durch temporal raumfordernden Prozeß

Als wichtiges Alarmsignal können oft *Streckkrämpfe* beobachtet werden.
Wichtiges Anzeichen für die Zunahme des Hirndrucks ist ferner das Fehlen von Schmerzreizen, während die spinalen Reflexe zunächst noch ausgelöst werden können.

Diagnosefindung

Meist kann man aufgrund der Symptome den Hirndruck ableiten. Ist die evtl. schon bekannte Grunderkrankung dafür bekannt, daß sie einen Hirndruck auslösen kann, fällt auch hier die Erkenntnis relativ leicht.
Kommt ein Patient eben aufgrund der Hirndrucksymptomatik ins Krankenhaus, so steht an erster Stelle die Aufgabe, die Grunderkrankung ausfindig zu machen. Ein Hirnödem läßt sich mittels CT und MRI nachweisen.
Hierbei wird dann natürlich auch deutlich, welche Art von raumforderndem Prozeß die Ursache sein kann.
Zur Messung des Hirndrucks an sich bleibt nur die Möglichkeit, über ein Bohrloch im Schädel eine Sonde einzubringen, welche die Meßwerte auf einen Druckaufnehmer überträgt.
Da dieser Kathether in den Seitenventrikel gelegt werden muß, ist das Infektionsrisiko sehr groß.

Therapeutische Konsequenz

Da die Erhöhung des intrakraniellen Druckes – gleich welcher Ursache – grundsätzlich als lebensbedrohlich angesehen werden muß, sind schnellstmögliche Maßnahmen unbedingt erforderlich:

- Ursache feststellen.
- Falls relevant, bald operativ angehen.
  Falls nicht möglich, kommt eine Liquorableitende Operation in Frage.
- Medikamentöse Behandlung zur Senkung des Hirndrucks.
  Hier steht an erster Stelle der Kortisonabkömmling Dexamethason. Dieses Medikament wirkt gefäßabdichtend und somit ödemhemmend. Ferner trägt es zur Wieder-

aufrichtung der Blut-Hirn-Schranke bei. Es wird auch prophylaktisch eingesetzt.
Nebenwirkungen sind: evtl. Magenblutung und allgemein Herabsetzung der Widerstandskräfte gegenüber Infektionen.
Bei Blutungen nach innen kann eine reflektorische Darmlähmung die Folge sein.

Zur sofortigen Behandlung eines Hirnödems können Mannitol- oder Sorbitlösungen eingesetzt werden, welche auf osmotischem Wege zur Ausschwemmung führen, jedoch auch deshalb nur einen kurzlebigen Effekt haben.

Pflegerische Konsequenzen

Ein Patient mit Hirndrucksymptomatik bedarf genauester, engmaschiger neurologischer Kontrollen, damit jede weitere Veränderung der Bewußtseinslage erfaßt werden kann!
Je nach Wachheitszustand und Mobilität ergeben sich alle weiteren Maßnahmen.

- Dekubitusprophylaxe: Lagerung, Hautpflege und Druckentlastung;
- Pneumonieprophylaxe: atemgünstige Lagerung, Atemgymnastik, Einreibung mit aetherischen Salben;
- Thromboseprophylaxe: Kompressionsstrümpfe, Physiotherapie, Venenmassagen, evtl. Antikoagulation;
- Kontrakturprophylaxe: physiologische Lagerung, Bewegungstraining.

(Siehe hierzu Abschn. „Neurologische Kontrollen und Bewußtseinsbeobachtung", S. 88.)

11 Hydrozephalus

Unter #Hydrozephalus versteht man eine Erweiterung der #Hirnventrikel auf Kosten des Gehirns.

Ursache

- Störung der Liquorproduktion,
- Störung der Liquorrückresorption,
- Verschluß der liquorableitenden Wege,
- Verlegung der liquorableitenden Wege.

Der Liquor wird im 3. und 4. Ventrikel gebildet, Abb. 11.1 stellt die normale Zirkulation des Liquors dar.
Diesen Weg nimmt er, um in Hirn und Rückenmark als Pufferzone zu dienen.
Die oben genannten Zirkulationsstörungen kön-nen ihrerseits wieder folgende Ursachen haben:

- Tumoren,
- Mißbildungen, z. B. Meningozele,
- Hirnthrombosen,
- Schädel-Hirn-Verletzungen,
- intrakranielle Blutungen, z. B. SAB (Subarachnoidalblutung) + Hämatome
- Folge von Entzündungen,
- Hirnatrophie → Ausdehnung der Hirnkammern.

Symptomatik

Ein Hydrozephalus bei Erwachsenen wird äußerlich nicht auffallen, da die Schädelnähte im Gegensatz zu denen eines Kindes ja vollständig geschlossen sind und der Ausgewachsene somit keine Ausgleichsmöglichkeit für die Ausdehnung der Hirnventrikel hat.

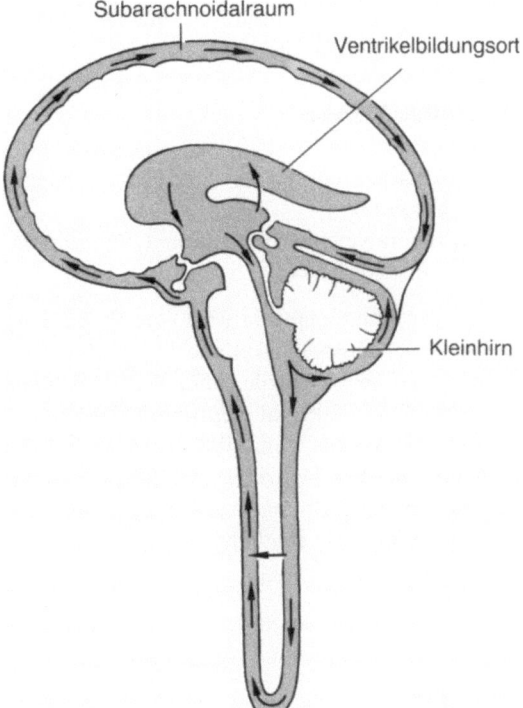

Abb. 11.1. Normale Zirkulation des Liquors (seitlicher Querschnitt von Hirn und Rückenmark)

Durch diese Ausdehnung kommt es zu einer Erhöhung des intrakraniellen Drucks und damit zu einer Steigerung des Hirndrucks insgesamt. Daraus resultieren typische klinische Zeichen:

- Kopfschmerzen,
- Stauungspapille,
- Sehstörungen,
- Übelkeit.

Selten werden lebensbedrohliche Hirndruckerscheinungen zur notfallmäßigen Therapie indiziert sein.

Die Symptome werden oft lange ertragen, bevor eine Diagnostik erfolgt, einfach weil sie relativ unspezifisch sind.
Auch wenn Gangstörungen, Demenz und Inkontinenz auftreten, beweist das noch lange nicht das Vorliegen eines Hydrozephalus.

Diagnostik

- CT,
- #Liquorraumszintigraphie zur Darstellung der Liquorzirkulation.

Ärztliche Therapie

- Ausschaltung der Ursache (falls möglich), ansonsten
- liquorableitende Operation („Shuntoperation"; Abb. 11.2).

Bei der Shuntoperation wird eine Verbindung zwischen Seitenventrikel und V. jugularis oder zwischen Seitenventrikel und Peritonealhöhle geschaffen („ventrikuloperitonealer Shunt").
Über ein Ventilsystem wird der Rückfluß des Blutes in den Ventrikel verhindert und bei bestimmtem Öffnungsdruck Liquor aus den Ventrikeln in die Blutbahn abgeleitet.

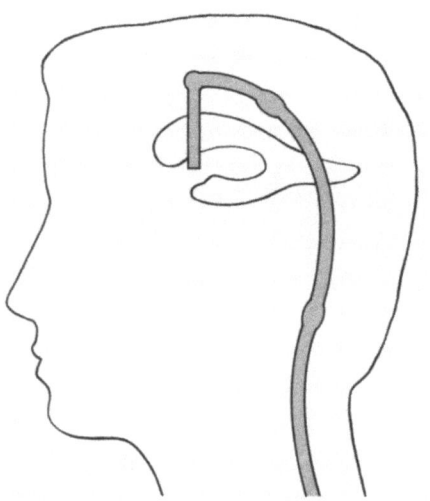

Abb. 11.2. Ein in den Ventrikel eingelegter Shunt

Öffnungsdruck bedeutet, daß nicht immer, sondern nur bei Druckzunahme Liquor abgeleitet wird. Dieses wird mittels Liquordruckmessung individuell für den Patienten bestimmt.
Ein Patient nach einer liquorableitenden Operation bedarf der gewöhnlichen postoperativen Überwachung und sollte bereits am 2. postoperativen Tag mobilisiert werden, damit das Ventrikelsystem möglichst schnell seine Tätigkeit aufnimmt und der Patient nicht der Gefahr eines Immobilisationsschadens ausgesetzt ist.
Eine anfängliche postoperative Einfuhrbeschränkung dient dazu, das Ventrikelsystem nicht zu überlasten sowie als Prophylaxe der Komplikationen bei kraniotomierten Patienten (s. auch unter „Kraniotomie", S. 83).
Der Patient sollte in ständiger ambulanter Nachsorge bleiben.

Komplikationen nach Shuntoperation

Alle von außen in den Organismus eingebrachten Ventrikelsysteme sind als Fremdkörper zu betrachten und daher auch besonders anfällig für einen Keimbefall.
Deshalb können bereits wenige Tage nach der Operation Infektionszeichen auftreten, die hinweisen auf

- allgemeine Shuntinfektion,
- Meningitis,
- Enzephalitis.

Aufgrund der relativ häufig vorkommenden Infektionen zieht man es vor, den Shunt in den peritonealen Raum einzulegen und nicht in Richtung Herzvorhof, auch wenn letzteres den Vorteil hätte, daß der Sog größer wäre.
Dagegen steht bei auftretender Shuntinfektion die Möglichkeit der Mitbeteiligung des Herzens, was die Prognose verschlechtern würde.
Das Problem bei der Behandlung einer Shuntinfektion liegt darin, daß selbst i. v. zugeführte Antibiotika den Shunt gar nicht erreichen, weil die meisten nicht liquorabhängig sind und zwischen Blut und Liquor schon physiologischerweise eine Grenze besteht.
Antibiotika sind dennoch in der Therapie enthalten, meist i. v. als Kurzinfusion. Dies dient

aber eher der Abschirmung des übrigen Organismus, um eine Ausbreitung der Infektion zu verhindern.

Da für die diagnostische Absicherung der Infektion eine Lumbalpunktion erforderlich ist, kann dabei ein Antibiotikum direkt in den Liquorraum injiziert werden, wobei das Medikament hier den Shunt auch erreicht.

Erfolgt daraufhin keine Besserung, muß der Shunt wieder entfernt werden, damit der Patient nicht weiter gefährdet ist.

Da der Patient aber einer Ableitung bedarf, wird zu diesem Zweck eine externe Liquordrainage angebracht, die als #„Cockie-Drainage" bezeichnet wird. In diese können nun Antibiotika direkt injiziert werden. Dennoch kann es u. U. recht lange dauern, bis die Infektion ganz abgeklungen ist und der Patient sich einer erneuten Shuntoperation unterziehen kann.

Die externe Liquorableitung erfordert einen äußerst sterilen Umgang mit dem Patienten. Es ist sinnvoll, ihn zu isolieren, um ihn nicht zusätzlich zu gefährden.

12 Hirntod

„Mit dem Organtod des Gehirns sind die für jedes personale menschliche Leben unabdingbaren Voraussetzungen, ebenso aber auch alle für das eigenständige körperliche Leben erforderlichen Steuerungsvorgänge erloschen.
Die Feststellung des Hirntodes bedeutet damit die Feststellung des Todes des Menschen.[1]
Der Hirntod kann – ohne Ausnahme – nur bei Patienten auftreten, die nicht mehr spontan atmen, sondern künstlich beatmet werden müssen.
Das Gehirn arbeitet nicht mehr, während die Beatmungsmaschine den Kreislauf im Körper aufrechterhält.
Um einen Menschen für hirntot zu erklären, müssen 2 zentrale Bedingungen erfüllt sein:

1) Groß- und Stammhirnfunktionen sind ausgefallen.
2) Dieser Ausfall muß unwiderruflich sein.

Zum Nachweis des Hirntodes werden 3 Untersuchungsschritte durchgeführt: 1) Prüfung der Voraussetzung, 2) klinisches Bild, 3) Bestätigung.

Prüfung der Voraussetzung

Welche Erkrankungen verursachen das Syndrom?
Es muß eine akute Hirnschädigung vorliegen. Dazu zählen:

- Primäre Hirnschädigung durch Unfallverletzungen, Hirnblutungen, Hirntumoren und Hirninfarkte.
- Sekundäre Hirnschädigung durch Sauerstoffmangel, z. B. nach Wiederbelebung, Kreislaufstillstand, langandauernde Schock- und Verschlußhydrozephaluszustände.
- Auszuschließen sind Vergiftung, Unterkühlung und Kreislaufschock; sie können die Hirntätigkeit zeitweise massiv beeinträchtigen, ohne daß Nervenzellen geschädigt werden.

Klinisches Bild

Das Kernstück der Hirntoddiagnostik ist das klinische Bild.
Die Diagnose muß von 2 Ärzten gestellt werden, die keinem Transplantationsteam angehören dürfen.
Sie müssen *unabhängig voneinander* folgenden Befund erheben:

- Der Patient ist bewußtlos.
- Der Patient hat keine Spontanatmung. Hierzu wird das Beatmungsgerät abgeschaltet, um zu sehen, ob in einer vorgegebenen Zeit spontane Atemzüge ausbleiben.
- Der Patient hat lichtstarre Pupillen, zumeist weite.
- Beim Drehen des Kopfes auf eine Seite wandern die Augen des Patienten nicht automatisch auf die gegenüberliegende Seite.

---

[1] Wissenschaftlicher Beirat der deutschen Bundesärztekammer zu den „Kriterien des Hirntodes" (1986).

- Der Reiz der Augenhornhaut führt nicht zum Lidschluß.
- Schmerzreize im Bereich des Trigeminus lösen keine Reaktion aus.
- Würgereflexe fehlen.

Bei den ersten 2 Punkten spricht man noch vom Koma, bei den letzten 4 Punkten von der „Hirnstammareflexie".

Bestätigung

Es gibt 2 Möglichkeiten zu beweisen, daß der Ausfall unwiderruflich ist; durch die Beobachtungszeit und durch eine ergänzende Untersuchung.

a) *Beobachtungszeit*
   Sie beträgt bei einer primären Hirnschädigung bei Erwachsenen 12 h. Wegen der Unreife des Hirns erhöht sich die Zeit bei Kindern auf 24 h. Bei Neugeborenen beträgt sie 3 Tage.
   Bei sekundärer Schädigung des Hirns bei allen Betroffenen beobachtet man 3 Tage.
b) *Ergänzende Untersuchung*
   - EEG. Wenn die Hirnstromkurve eine Nullinie anzeigt, wird meist nach 24 h wiederholt.
   Zwingend ist das EEG bei allen Erkrankungen der hinteren Schädelgrube, da das Stammhirn isoliert ausfallen kann, während das Großhirn über die A. carotis weiterversorgt werden kann. Daher ist hier das klinische Bild allein nicht aussagekräftig genug.
   - Zerebrale Angiographie. Die Angiographie muß einen Stillstand des Blutkreislaufs im Hirn ergeben.
   - Akustisch ausgelöste elektrische Potentiale. Diese versucht man über die Hirnrinde mittels Elektroden abzuleiten. Normalerweise werden sie vom Hirnstamm registriert; sie sind also beim Hirntoten nicht auslösbar. Der Arzt muß Angaben darüber haben, daß der Patient vorher ein intaktes Hörvermögen hatte. Ist das nicht der Fall, muß auf diese Untersuchung verzichtet werden.

Aus diesen 3 Untersuchungsschritten kann die Diagnose „Hirntod" begründet werden.
Die Ärzte protokollieren jeden einzelnen Befund und jede ergänzende Untersuchung und Beobachtung mit Datum, Zeitangabe und Unterschrift.
Als Todeszeitpunkt gilt die Zeit und das Datum, an dem die Ärzte den Hirntod diagnostizierten.
Das bedeutet evtl. Organspende auf jeden Fall, aber das Ende der Therapie, also auch das Ende der Beatmung und damit den Herzstillstand.

13 Arteriovenöse Mißbildungen

13.1 #Angiome

Als Angiom bezeichnet man eine Gefäßschwulst, d. h. Fehlentwicklung von Hirngefäßen (angeborene Mißbildung).
Angiome bestehen entweder aus Arterien und Venen oder nur aus Venen. Es handelt sich dabei um eine Vielzahl erheblich erweiterter Gefäße innerhalb von normalem Gewebe.
In den arteriovenösen Angiomen besteht unter Umgehung der Kapillaren eine Art Kurzschluß zwischen arteriellem Zufluß und venösem Abfluß. So sind die Venen z. T. mit arteriellem Blut gefüllt, sog. „arterialisierte Venen".
Die erweiterten Gefäße wachsen ausgehend von der Pia mater spinalis, der weichen Hirnhaut, in das Hirngewebe hinein.
Von Geburt an nehmen diese Angiome an Größe zu, bedingt durch das allgemeine Körperwachstum und die Druckbeanspruchung der Blutzirkulation. So wirken sie verdrängend und irritierend auf das umliegende Hirngewebe.

Symptomatik

Angiome müssen nicht unbedingt zu Beschwerden führen.
Symptome, die als Folge von Angiomen auftreten, sind durch Abklemmung, Einengung und Minderversorgung in der Nähe befindlicher Areale bedingt. So kommt es zu:
- Krampfanfällen (sekundäre Epilepsie),
- Sehstörungen,
- Ausfallserscheinungen.

Ferner kann ein Angiom aufgrund seiner Größe zum Platzen kommen; dieses führt dann ebenso wie die SAB zu einer *spontanen intrakraniellen Blutung!*

Diagnostik

Diese muß nicht damit beginnen, daß der Patient die Symptome einer spontanen intrakraniellen Blutung aufweist, sondern weil die erstgenannten Beschwerden im Vordergrund stehen.
So kann zufällig auch eine minimale Blutung nachgewiesen werden, die allein noch kein Krankheitsbild herbeigeführt hat.
Die Möglichkeiten bestehen in CT mit Kontrastmittelgabe und Angiographie.

Ärztliche Therapie

Symptomlose zufällig entdeckte Angiome müssen nicht unbedingt behandelt werden.
Bestehen jedoch Beschwerden und ist eine kleine Blutung nachgewiesen, besteht die Gefahr, daß sich diese wiederholt. Dies stellt ein hohes Risiko für den Patienten dar; in diesem Fall muß therapiert werden:
- Antikonvulsiva als Anfallsprophylaxe.
- Kortison, um die Gefahr des Hirndrucks zu vermeiden.
- Bei kleinen tiefliegenden, inoperablen Angiomen kommt die γ-Bestrahlung in Betracht.
- Liegt das Angiom im Großhirnbereich, hat es schon geblutet oder besteht bereits ein Hämatom, so kommt am ehesten die Operation in Frage (mit Hämatomausräumung).
- Liegt das Angiom ungünstig, also für eine Operation nicht zugänglich (z. B. im Kleinhirn- und Hirnstammbereich, weil dort

auch das Atemzentrum liegt und damit das Operationsrisiko zu groß ist), so kommt die Embolisation in Frage.

Bei der Embolisation wird das Gefäß, welches das Angiom versorgt, stillgelegt, embolisiert. Man führt eine künstliche, gezielte Embolie herbei, indem man durch das Angiographieverfahren Kunststoff- oder Metallkügelchen oder Embolisationssubstanzen in das Gefäß einbringt und so die Versorgung unterbricht, da das Gefäß einfach verschlossen wird.

Pflege des Angiompatienten

Grundsätzlich ist keine spezielle Pflege notwendig, wenn der Patient noch keine Blutung hatte oder aber wenn die Blutung so geringfügig ist, daß sie keine Konsequenzen für den Zustand des Patienten hatte.

Hat der Patient die Beschwerden, die sich aus dem Verdrängen des Angioms ergeben, so muß auf diese eingegangen werden. Sofern keine neurologischen Ausfälle vorliegen, ist er allerdings noch selbständig und bedarf keiner speziellen Pflege.

Liegt eine spontane intrakranielle Blutng vor, so gilt die Pflege wie beim SAB-Patienten, mit allen Überwachungs- und Vorsorgemaßnahmen sowie gezielter Pflege (s. SAB-Patient).

Embolisierter Angiompatient:
Er braucht gezielte Überwachung an den ersten Tagen nach dem Eingriff. Er kann jedoch nach 6–8 h schon wieder aufstehen, nach Angiographieschema, sollte sich aber vorerst noch mehr schonen. Auf Kopfschmerzen nach dem Eingriff ist zu achten; sollten diese stark zunehmen, so ist der Arzt zu verständigen.

Operierter Angiompatient
Er bedarf aller Maßnahmen nach Kraniotomieeingriffen wie der SAB-Patient auch. Allerdings darf der Angiompatient schneller wieder mobilisiert werden.

Im Fall einer Hemiplegie s. Pflegecheck Hemiplegie.

14 Hirntumoren

Als #Hirntumor wird eine intrakranielle Geschwulst bezeichnet, deren Ausgangsort – histologisch – das Hirngewebe selbst ist.

Häufigkeit (Abb. 14.1):
#Astrozytome   7–10%
#Oligodendrogliome   bis 8%
#Ependymome   bis 5%
#Glioblastome   13–30%

Geschlechtsverteilung (Abb. 14.1):
Vom Kindesalter bis zum mittleren Erwachsenenalter
- Männer 60%
- Frauen 40%

Ab dem 50. Lebensjahr sind Männer und Frauen gleichermaßen betroffen.

Hauptsächliche Initialsymptome:
- Hirndruckzeichen – entweder durch direkte Tumorwirkung und Ödembildung oder indirekt durch einen Hydrozephalus;
- epileptische Anfälle – fokal, sekundär generalisiert;
- lokalspezifisches POS;
- Hemisyndrom – motorisch, sensibel;
- Sprachstörungen;
- Hormondysfunktion.

Anamnesedauer:
Abhängig von
- primär: subjektiver Symptomerfahrung des Erkrankten,
- sekundär: Beurteilung des aufgesuchten Arztes.

Diagnostik
- differenzierter Neurostatus,
- ophthalmologische Untersuchung,
- CT-Lokalisation, Ausdehnung, Artdiagnose,
- Angiogrpahie, Vaskularisation des Tumors,
- EEG. Epilepsiepotential, Herdbefund,
- Schädelröntgen, Hirndruckzeichen.

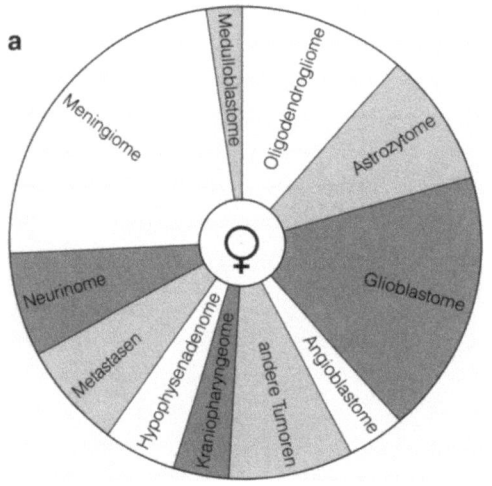
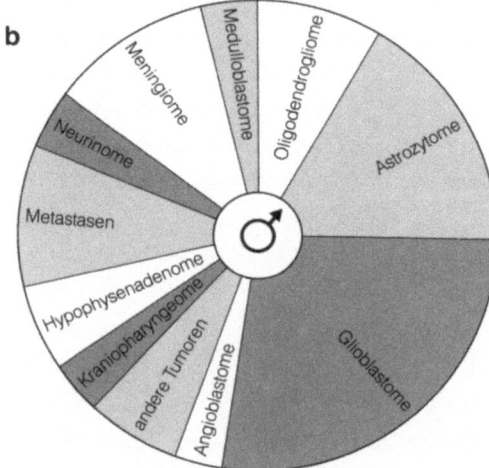

Abb. 14.1a,b. Häufig vorkommende Tumoren: **a** Frauen, **b** Männer

Allen wachsenden Tumoren ist gemeinsam, daß allein schon die intrakranielle Druckerhöhung, die durch das Tumorwachstum entsteht, hirnschädigend wirkt!
Der Körper versucht, dieses zu kompensieren; hierfür bestehen 2 Möglichkeiten: 1) Verdrängung bzw. Verkleinerung der liquorhaltigen Räume, so daß der Tumor relativ groß werden kann, ohne irgendwelche Symptome auszulösen. 2) In dieser Verkleinerung liquorhaltiger Räume liegt die Gefahr, daß bei Erschöpfung der Ausgleichsmöglichkeit eine plötzliche Dekompensation auftritt. Diese ist dann durch massiv beschleunigte Druckerhöhung meist gleichermaßen lebensbedrohlich.
Die effektive Schädigung eines Hirntumors besteht also einerseits in der direkten Irritation von Hirnarealen durch sein Wachstum, andererseits durch das Einwachsen des Tumors in gesundes Hirngewebe. So kann auch ein kleiner gutartiger Tumor zu einer massiven Schädigung führen, sobald er nämlich eine wichtige Hirnzone komprimiert!

14.1 Astrozytom

Das Astrozytom ist ein #Hirntumor mit einer Häufigkeit von *10%*. Hauptsächlich tritt es zwischen dem *25. und 40. Lebensjahr* auf; überwiegend sind *Männer (60%)* betroffen.
Es nimmt seinen *Ausgang an den Astrozyten* im Großhirnbereich, kann sich aber auch im Kleinhirnbereich manifestieren.
Großhirnastrozytome wachsen meist langsam, z. T. gut abgegrenzt, z. T. auch infiltrierend, meist im *Bereich des Stirn-/Schläfenlappens.* Hier kann der Tumor über Jahre langsam zunehmend klinische Symptome ausbilden.
Am häufigsten sind *psychische Veränderungen,* zunehmende #*Hemiparesen,* #*Ataxie,* #*Stauungspapille,* Kopfweh, epileptische Anfälle.
Kleinhirnastrozytome sind in der Regel gutartig. Sie verursachen Kleinhirnsymptome wie #*Ataxie, Gleichgewichtsstörungen,* #*Nystagmus,* und *Hirndruckzeichen.*

Die Operabilität ist von der *Lokalisation sowie von der Histologie und Ausdehnung* abhängig. Eine subtotale Exstirpation wird auf jeden Fall angestrebt, oft mit postoperativer Radiotherapie.
Kurzfristig zeigt die Prognose *nur bei 20% eine postoperative Besserung,* während 50% auch dann noch eine Symptomatik aufweisen. Die langfristige Prognose zeigt, daß *innerhalb von Monaten mehr als 1/3 der Patienten ein Rezidiv entwickelt,* bei dem häufig eine Entartung zum *Glioblastom* festzustellen ist!

14.2 Ependymom

Hierbei handelt es sich um einen #Hirntumor, der seinen Ausgang vom Ependym nimmt, also von *der Auskleidung der Hirnkammern.*
Ependymome wachsen meist relativ *gut abgegrenzt, jedoch raumfordernd im Bereich der Hirnkammern,* wo sie auch über den Liquor *ins Rückenmark metastasieren* können.
Sie machen *5%* der Hirntumoren aus und kommen am häufigsten im *Kindes- und Jugendalter* vor.
Von den Ventrikeln ist ein *Wachstum in die Hemisphären möglich*. Die Prognose ist bei vollständiger Resektion gut.
Bekannt ist auch, daß die Krankheitsverläufe meist Jahre betragen. Neben den allgemeinen Tumorsymptomen machen sich beim Ependymom als erstes *Liquorabflußbehinderungen* mit ihren Folgen bemerkbar, wobei oft auch noch starke anhaltende Kopfschmerzen auftreten.

14.3 Epidermoid

Als Epidermoide bezeichnet man *Mißbildungstumoren,* auch #*Teratome* genannt.
Sie haben ihren Altersgipfel zwischen *25 und 45 Jahren* und treten bei Kindern als #*Dermoide* auf.

Ihre Entstehung beruht auf einer *Keimblattversprengung*; ihre Häufigkeit liegt bei *2%* aller intrakraniellen Tumoren. Sie wachsen in der Regel sehr langsam. Grundsätzlich gelten sie als gutartig, solange die feste Kapsel, die sie umgibt, intakt bleibt. Reißt diese jedoch ein, so entsteht eine *Verbindung zum Liquorsystem, und aseptische Meningitiden können die Folge sein.*
Entsprechend ihrer Lokalisation, *oft Kleinhirnbrückenwinkel*, kommt es zu folgenden Symptomen: *Hirnnervenausfälle, Hirnstammkompression, Krampfanfälle, Hirndruckzeichen* und *psychische Auffälligkeiten.*
Die Prognose ist bei vollständiger Entfernung gut.
Im Wirbelkanal selbst ist dieser wachsende Prozeß selten zu beobachten.

14.4 Glioblastom

Glioblastome gehören zu den bösartigen Hirngeschwülsten. Sie wachsen sehr schnell und massiv infiltrierend.
Deshalb beträgt die Anamnesedauer auch nur Tage bis wenige Monate.
Das Glioblastom nimmt seinen Ausgang von den „Gliazellen", d. h. von den Stütz- und Nährzellen des Hirnparenchyms.
So findet es sich hauptsächlich in den Großhirnhemisphären und den Stammganglien.
Eine Metastasierung über den Liquorweg, innerhalb des zentralen Nervensystems ist *möglich*, jedoch selten.
Bevorzugt treten Glioblastome im *Alter von 40-70 Jahren* auf, wobei die Häufigkeit bei Männern größer ist.
Neben den allgemeinen Tumorsymptomen (s. Hirntumor) treten bald Paresen, Sprachstörungen, fokale Anfälle und Wesensveränderungen auf.
Histologisch weisen Glioblastome Gefäßreichtum, Nekrosen, Verkalkungen, Blutungen und Zysten auf.
Die Therapie besteht in der subtotalen Exstirpation mit postoperativer Radiotherapie.

Glioblastome sprechen auf Chemotherapie gar nicht an, und auch eine Radiotherapie ist wegen Strahlenunempfindlichkeit oft erfolglos.
Daher ist die Prognose insgesamt sehr schlecht, da auch bei gelungener Operation eine rasche Rezidivierung zu erwarten ist, und zwar schon innerhalb der nächsten 6 Monate.

14.5 Hämangioblastom

#Hämangioblastome sind relativ selten vorkommende Tumoren. Sie sind auch unter der Bezeichnung Lindau-Tumor bekannt.
Es handelt sich hierbei um eine fast ausschließlich im Kleinhirn gelegene zystische Geschwulst, die einen Anteil von *2%* aller intrakraniellen Tumoren ausmacht. Diese Tumorart entsteht vorwiegend zwischen dem 25. und 40. Lebensjahr.
Hämangioblastome wachsen im wesentlichen verdrängend und nicht infiltrierend! Doch auf diese Weise können sie zu einer Verlegung der Liquorwege im Bereich des 4. Ventrikels führen. Die Totalexstirpation dieser zystischen Geschwülste ist meist sehr gut möglich, so daß *die Prognose* für die operierten Patienten *ausgezeichnet* ist.

14.6 #Hypophysenadenom

Anatomie und Physiologie der Hypophyse

Die Hypophyse, die Hirnanhangdrüse, ist die zentrale Stelle der hormonalen Regelung. Von ihr aus werden alle hormonalen Organe beeinflußt und gesteuert; andererseits gehen an sie die Rückmeldungen der kontrollierten Organe. Die Hypophyse ist ein bohnenförmiges Gebilde; es wiegt ca. 0,5 g. Sie liegt im Türkensattel (Sella turcica) des Keilbeinkörpers und ist mit dem Boden des 4. Ventrikels verbunden; hier befindet sich auch der sog. Hinterlappen, welcher zum Nervensystem gehört, während der drüsige Vorderlappen eher eine Ausstülpung bildet.

Die Hormone des Vorderlappens sind (Abb. 14.2):

- Somatrophe Hormone: Das „STH", steigert den Stoffumsatz und begünstigt das Wachstum und ist ein Gegenspieler des Insulins.
- Gonadotrope Hormone: „Gonadostimuline". Sie regeln die Tätigkeit der Geschlechtsdrüsen bei Mann und Frau.
- Follikelreifungshormon (FSH): Bewirkt im Eierstock die Reifung eines Bläschenfollikels, im Hoden die Entwicklung der Hodenkanälchen.
- Lutenisierungshormon (LH): Bewirkt bei der Frau den Umbau des Follikels zum Gelbkörper und beim Mann die Bildung von Geschlechtshormonen.

Die Hormone des Hinterlappens sind (Abb. 14.2):

- Oxitozin: Wirkung auf die glatte Muskulatur der Gebärmutter.
- Adiuretin (Vasopressin, ADH): Wirkung auf die glatte Muskulatur der kleinen Arterien und damit gefäßverengend und blutdrucksteigernd. Hauptwirkung auf die Regelung der Rückresorption von Wasser aus den Nierenkanälen (ADH = antidiuretisches Hormon). Eigentlich wird das Adiuretin im Hypothalamus gebildet und nur in der Hypophyse gespeichert!
- Inkretin: Ein Polypeptid, das die Bildung von Insulin in den B-Zellen der Pankreasinseln steuert.
- ACTH: stimuliert die Bildung von Kortikoiden, die in der Nebennierenrinde gebildet werden.

Allgemeines zum Hypophysentumor

Bei Hypophysentumoren handelt es sich in 70–80% der Fälle um Adenome, in den übrigen Fällen um Karzinome.

Das Hypophysenadenom ist ein gutartiger Tumor, der seinen Ausgang von den verschiedenen Zellen der Hypophyse nimmt. Es tritt am häufigsten im Alter von 30–50 Jahren auf.

Differenzierung und klinisches Bild

Man unterscheidet ein chromophobes und ein eosinophiles # Hypophysenadenom, wobei ihre Häufigkeit insgesamt etwa 8% aller intrakraniellen Tumoren ausmacht.

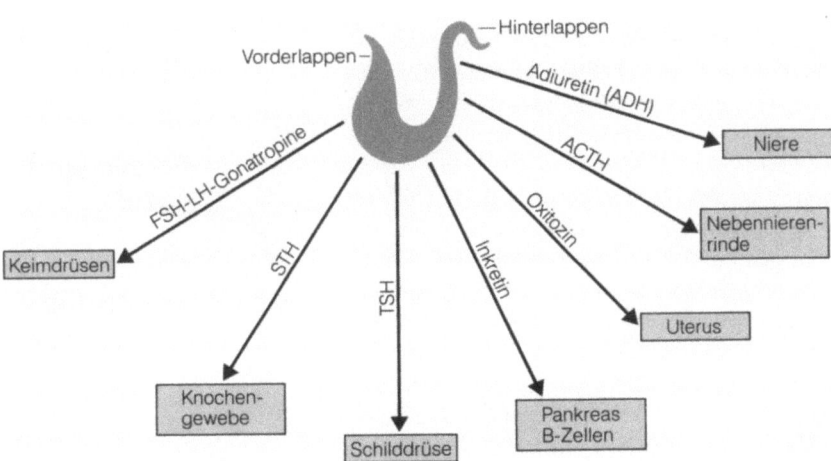

Abb. 14.2. Schematische Darstellung der Hypophyse und ihre Hormonproduktion mit Erfolgsorganen

70 Hirntumoren

1) Chromophobes Hypophysenadenom

Das chromophobe Hypophysenadenom tritt häufiger auf als das eosinophile. Es zeichnet sich dadurch aus, daß es allmählich das Hypophysengewebe zerstört. Das hat natürlich Auswirkungen auf den Hormonhaushalt, und zwar in Form von Hypophysenvorderlappeninsuffizienz! Dies hat zur Folge:
- dünne, runzlige Haut,
- Unterfunktion der Schilddrüse, da TSH fehlt,
- Unterfunktion der Gonaden, wegen Mangel von LH, FSH und Gonadotropinen,
- Unterfunktion der Nebennierenrinde, da ACTH fehlt.

2) Eosinophiles Hypophysenadenom

Es hat ebenfalls Auswirkungen auf den Hormonhaushalt, jedoch kommt es hierbei vielmehr zu einer Wucherung der Zellen, die das Wachstumshormon (STH) produzieren. Dieses führt dann zu:
- Agromegalie, d. h. Vergrößerung und Vergröberung von Nase, Kinn, Zunge, Fingern und Zehen.
- Vermehrte Produktion von ACTH, damit vermehrte Kortisonausschüttung der Nebennierenrinde, was zum klassischen „Morbus Cushing" führt mit Stammfettsucht, Hypertonie, Ostoporose usw.

Alle Hypophysenadenome führen im ausgereiften Stadium zu einer #Hypophyseninsuffizienz. Durch diese gesamte Minderproduktion stellen sich schwere hormonelle Störungen im ganzen Körper ein.

Durch das weitere Wachstum wird der Türkensattel (Sella turcica), ballonförmig aufgetrieben, und durch den Druck auf die Sehnervenkreuzung kommt es dann zu Sehstörungen in Form von Gesichtsfeldausfällen (*Hemianopsie*). Dehnt das Hypophysenadenom sich noch weiter aus, führt dies zu Druckerscheinungen auf den 3. Ventrikel, welcher damit bei seiner Liquorproduktion im Abfluß behindert ist, was die Entstehung eines sekundären *Hydrozephalus* zur Folge hat.

Diagnostik und Therapie

Ein Hypophysenadenom kann mittels MRI und CT sichergestellt werden, wobei schon das Krankheitsbild mit den auftretenden Symptomen eine Verdachtsdiagnose zuläßt.

Gelingt eine vollständige operative Entfernung, so ist die Prognose sehr gut.

Es gibt 2 Möglichkeiten des operativen Eingriffs:

1) Die sehr moderne #Kryhypophysektomie. Hier wird nach sterotaktischer Technik eine begrenzte Läsion am Vorderlappen gesetzt. Dieses erfolgt durch Kälteeinwirkung von –190°C!

2) Die #transphenoidale Hypophysektomie (Abb. 14.3): Sie wird häufiger durchgeführt. Hier wird der Tumor transnasal durch die Keilbeinhöhle entfernt. Danach legt man in die nun leere Aushöhlung etwas Fettgewebe vom Oberschenkel als Tamponade, um größere Nachblutungen zu verhindern.

Da die Hypophyse nach einem solchen Eingriff natürlich funtionsuntüchtig ist, müssen in der Nachbehandlung alle nötigen Hormone medikamentös zugeführt werden.

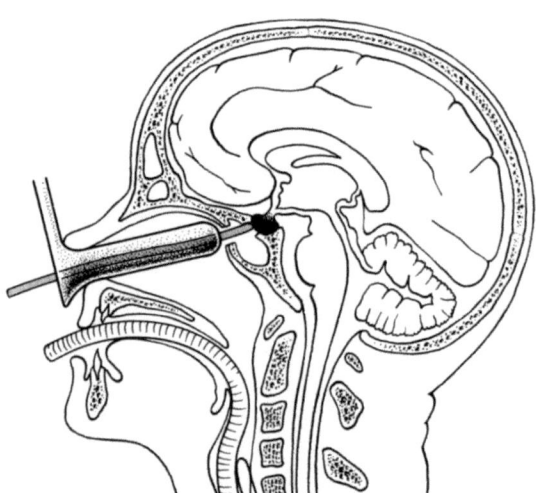

Abb. 14.3. Instrument zur transphenoidalen Hypophysektomie

Pflege des hypophysektomierten Patienten

Der operierte Patient kommt in der Regel umgehend auf die Abteilung zurück, sobald er seine vitalen und neurologischen Funktionen wieder selbst aufgenommen hat.

- *Der Patient hatte eine Intubationsnarkose:*
  - Rechtzeitiges Erkennen einer möglicherweise auftretenden instabilen, bedrohlichen Kreislaufsituation,

  Maßnahme:
  Engmaschige Überwachung von Blutdruck, Puls, Atmung, Temperatur;
  anfänglich jede 2. Stunde bis der Patient voll wach ist, dann im Abstand von 4–6 h. Je nach Meßwerten kann dann abgesprochen werden, wann die Kontrollen gestoppt werden.
  - Rechtzeitiges Erkennen von neurologischen Ausfällen

  > Zusammen mit der Kreislaufüberwachung auch genaue #neurologische Kontrollen.

- *Der Patient hat eine Nasentamponade, um Nachblutungen zu verhindern:*
  Diese Tamponade wird einige Tage belassen; für diese Zeit kann nur durch den Mund geatmet werden. Das stellt für den Patienten oft eine Belastung dar und kann subjektiv zum Gefühl der Dyspnoe führen.
  Als Ziel steht im Vordergrund, daß der Patient sich nicht zu sehr belastet fühlt.
  Maßnahme:

  > - Aufklärung und Information,
  > - halbhohe Lagerung im Bett anbieten,
  > - Utensilien zur Mundpflege bereitstellen (häufiges Mundspülen verhindert Ragarden und Austrocknung),
  > - Inspektion der Tamponade auf Durchblutung.

- *Nahrungsaufnahme und Mobilisation:*
  - Am Operationstag noch keine feste Nahrung, bestenfalls etwas Tee; Erbrechen mit einkalkulieren.
  - Am Operationstag evtl. abends einmal vor dem Bett stehen lassen, je nach Zustand des Patienten auch mehr möglich. Volle Mobilisation bereits am 1. postoperativen Tag; allerdings nur mit Antithrombosestrümpfen, um eine solche zu vermeiden; Strümpfe auch im Bett anlassen.

- *Ausscheidung:*
  Am häufigsten zeigt sich nach dem Eingriff, daß die Produktion des Adiuretin und des ADH, fehlt und somit die Nierentubuli nicht mehr zur Wasserrückresorption angehalten werden.
  So kommt es zur massiven #*Polyurie,* zur massiven Steigerung der Diurese mit weiterhin erhöhtem Durstgefühl. Hier spricht man auch vom #*Diabetes insipidus.*
  Außerdem kommt es durch die gesteigerte Diurese zu einer mangelnden Konzentrationsfähigkeit des Harns, so daß das spezifische Gewicht nicht über 1,0 kg/l liegt!
  Dadurch findet auch ein Anstieg der Elektrolyte im Blut statt, v. a. von Natrium und Kalium.
  Vermeidung von Komplikationen, durch die erhöhte Ausscheidung.

  Maßnahmen:

  > - Genaue Bilanzierung und Bestimmung des spezifischen Gewichts.
  > - Genaue Patientenbeobachtung auf Allgemeinbefinden, Dehydration, Sehstörungen und Kopfschmerzen.
  > - Ausreichende Flüssigkeitszufuhr (meist liegt keine Flüssigkeitsbeschränkung vor).
  > - Regelmäßige Kontrolle der Elektrolyte.
  > - Medikamentös: Um den Diabetes insipidus zu beherrschen, ist das Mittel der Wahl „Minirin", welches in flüssiger Form über die Nasenschleimhaut resorbiert wird. Zur genauen Dosierung ist die korrekt durchgeführte Bilanzierung unbedingt erforderlich!

(Der Diabetes insipidus ist ebenfalls sehr häufig bei Patienten mit #Kraniopharyngeom; s. auch dort.)

Falls möglich, sollte der Patient durch Aufklärung zur Mitarbeit angehalten werden. Diese ist auch deshalb anzustreben, weil der Patient nur mit einem gut eingestellten Diabetes insipidus entlassen wird; aber es ist immer noch erforderlich, daß der Patient selbst auf Abweichungen achtet, sie als solche registriert und den Arzt aufsuchen kann.

Ferner werden den meisten Patienten Schilddrüsenhormone medikamentös zugeführt, was eine regelmäßige Blutkontrolle des Hausarztes erforderlich macht.

Grundsätzlich ist zu bemerken, daß nicht alle Hypophysenadenome eine vollständige Hypophysektomie erfordern.

Dann kommt die Teilentfernung, die Hypophysadenektomie, zum Tragen.

Auch für die Hypophysadenektomie gilt das vorher Aufgeführte. Obwohl nur ein Teil entfernt wird, reicht die Restfunktion des verbliebenen Teils nicht aus. Daher müssen auch diese Patienten medikamentös nachbehandelt werden.

Komplikation nach dem Eingriff

Die Ausbildung eines #Hydrozephalus ist möglich, kommt jedoch nur sehr selten vor. Ist ein Hydrozephalus dennoch diagnostisch abgesichert, kommt eine #Shuntoperation in Betracht.

14.7 Kraniopharyngeom

Das Kraniopharyngeom gehört zu den Mißbildungstumoren (s. auch unter Hirntumor). Dieser Tumortyp hat einen Anteil von 3–5% und kommt v. a. im Jugendalter vor. Das Kraniopharyngeom entsteht durch Weiterwachsen von Zellen eines nur während der Embyonalzeit angelegten Verbindungsgangs zwischen Schädelbasis und Rachen. Der Tumor ist zwar histologisch gutartig, *schädigt* jedoch durch Druck die Hypophyse und Sehnervenkreuzung und bei weiterem Wachstum auch das Zwischenhirn.

Die Wachstumsgeschwindigkeit ist außerordentlich langsam; der Tumor bildet Zysten und Kalkeinlagerungen.

Durch den Tumordruck kommt es zu Optikusausfällen, meistens erstes Anzeichen; als endokrine Zeichen treten Trieb- und Antriebsstörungen, Diabetes insipidus auf. Bei Schädigung des Zwischenhirns und damit auch *des 3. Ventrikels* kann ein Hydrozephalus entstehen.

Die Prognose ist nur dann gut, wenn eine vollständige operative Entfernung des Tumors gelingt. Dies ist oft aus technischen Gründen nicht möglich; in diesen Fällen kann eine vollständige, nicht reversible *Erblindung* die Folge sein.

(Zur Pflege s. Hypophysenadenom und Kraniotomie.)

14.8 Kolloidzyste

Die Kolloidzyste ist ein gutartiger Tumor, der sich am 3. Ventrikel bildet und so eine Liquorabflußbehinderung darstellt. Ihre operative Entfernung ist meistens unproblematisch. Diese Zyste macht sich mit Hirndrucksymptomen und zunehmendem *Hydrozephalus* bemerkbar.

14.9 Medulloblastom

#Medulloblastome sind bösartige #Hirntumoren *des Kindes- und Jugendalters.*

Sie sind bevorzugt im Kleinhirnwurm, in der Kleinhirnhemisphäre sowie in der Kleinhirnbrücke lokalisiert.

Sie wachsen sehr rasch, infiltrierend und metastasieren auf dem Liquorwege, als „Abtropfmetastasen" vom 4. Ventrikel aus ins Rückenmark.

Das Medulloblastom verursacht Ataxien, Gleichgewichtsstörungen, Nystagmus und früh auch Hirndruckzeichen.
Der Verlauf ist meist sehr kurz; selbst wenn eine Totaloperation gelingt und anschließend eine Nachbestrahlung eingeleitet wird, ist die Rezidivierung des Medulloblastoms sehr wahrscheinlich, oft schon nach wenigen Monaten.
So ist die Prognose sehr schlecht, auch wenn zusätzlich Chemotherapie zum Einsatz kommt; diese verlängert die Überlebenszeit nur wenig.

14.10 Meningiom

#Meningiome machen *20%* aller #Hirntumoren aus. Hierbei handelt es sich um grundsätzlich gutartige Tumoren, welche von der harten Hirnhaut ausgehen, über Jahre verdrängend wachsen, nur selten entarten und nie metastasieren.
Sie wachsen gut abgegrenzt und in einer festen Kapsel.
Sie treten zwischen dem *40. und 50. Lebensjahr* auf, wobei Frauen deutlich häufiger betroffen sind.
Die hirnschädigende Wirkung des Meningioms beruht auf der Irritation und Atrophie des daruntergelegenen Hirngewebes infolge des Tumordrucks.
Neben den allgemeinen Tumorsymptomen treten als erste Anzeichen oftmals *Epileptische Krampfanfälle* auf.
Ein Meningiom kann allerdings auch seit Jahren bestehen, ohne Beschwerden zu verursachen und der Mensch stirbt an anderen Krankheiten, so findet sich dieser Tumor auch oft „zufällig" bei der Sektion.
Die Prognose nach einer Meningiomoperation *ist ausgezeichnet,* sofern die *vollständige Entfernung* des Tumors gelingt. Dieses ist bei bestimmten Meningiomen, z. B. an der Schädelbasis nicht immer möglich.
Dann allerdings ist auch die Bestrahlung nicht erfolgversprechend, da es sich um einen histologisch gut ausdifferenzierten Tumor handelt.

14.11 Neurinom

Das Neurinom ist ein #Hirntumor, der seinen Ausgang von den Hirnnerven nimmt.
Am häufigsten allerdings entsteht er am 8. Hirnnerv, dem *N. vestibulo-cochlearis* (= statoacusticus); dann heißt dieser Tumor auch Akustikusneurinom. Es hat entsprechend dem Nerv seinen Ausgangspunkt im Kleinhirnbrückenwinkel und geht einher mit Gehörabnahme, Ohrgeräuschen, Gleichgewichtsstörungen, Trigeminusausfällen, Faszialisparesen, Pyramidenzeichen und Hirndrucksymptomatik.
Hauptsächliches Auftreten bei *Erwachsenen.*
Das Neurinom wächst gut abgegrenzt und lediglich verdrängend. Bei vollständiger operativer Entfernung hat es eine ausgezeichnete Prognose.
Kann jedoch keine vollständige Entfernung erfolgen, so bringt auch die Radiotherapie keinen nennenswerten Erfolg.

14.12 Oligodendrogliome

#Oligodendrogliome gehören zu den #Hirntumoren, die zwar gut differenziert sind, jedoch aufgrund ihres infiltrierenden Wachstums, als nicht gutartig einzustufen sind.
Histologisch nehmen sie ihren Ausgang von den Oligodendrozyten. Sie haben die Tendenz zur Verkalkung und entstehen gewöhnlich zwischen dem 30. und 50. Lebensjahr. Bei Erwachsenen sind sie im Großhirnbereich lokalisiert. Betreffen sie Kinder, so befallen sie oftmals den Thalamus.
Häufig sind sie auch im Stirnhirn zu finden.
Neben den allgemeinen Tumorsymptomen (s. Hirntumoren) treten hier v. a. epileptische Krampfanfälle auf, die meist das Erstsymptom darstellen und sich schließlich in 70% der Fälle zeigen.
Die Metastasierung über den Liquor ins Rückenmark ist möglich. Eine Radikalopera-

tion ist oft nicht möglich – und selbst wenn, neigt das Oligodendrogliom zu Rezidiven.
Da es jedoch langsam wächst und der Krankheitsverlauf oft über *3–5 Jahre* andauert, ist die Prognose zwar insgesamt recht ungünstig, der Patient kann aber über lange Zeit beschwerdefrei sein.
Das Oligodendrogliom spricht weder auf Radiotherapie noch auf Chemotherapie an.

14.13 Plexuspapillom

#Plexuspapillome sind #Hirntumoren, die ihren Ausgang vom Plexus chorioideus, dem Aderngeflecht der Hirnkammern, nehmen.
Daher führen sie meist zur Bildung eines Verschlußhydrozephalus.
Sie wachsen abgegrenzt und gelten als gutartig.
Der Verlauf ist langsam und durch Hirndrucksteigerung gekennzeichnet (eben wegen des #Hydrozephalus). Plexuspapillome kommen eher selten vor, treten dann aber bei Kindern und schon bei Säuglingen auf.

14.14 Spongioblastom

#Spongioblastome sind relativ gutartige Tumore mit sehr langsamem, jedoch auch infiltrierendem Wachstum meist vom *Hirnstamm und Kleinhirnbereich* aus.
Bevorzugt sind Kinder und Jugendliche betroffen.
Die Prognose ist abhängig vom Sitz des Tumors und damit von der Möglichkeit zur Radikaloperation.
Das Spongioblastom verursacht Kleinhirnsymptome wie Ataxie, Gleichgewichtsstörungen, Nystagmus und Hirndruckzeichen.

14.15 Sarkom

Die primären #Sarkome des ZNS sind bösartige Tumoren.
Sie nehmen ihren Ausgang an den Gefäßen der Hirnhäute.
Sarkome wachsen infiltrierend und können über den Liquorweg metastasieren.

15 Spontane intrakranielle Blutungen

15.1 Subarachnoidalblutung

Definition

Als Subarachnoidalblutung (SAB) bezeichnet man das Eingringen von Blut in den Subarachnoidalraum.
Das Hirn und Rückenmark sind von bestimmten Hüllen umgeben, die sich zueinander durch Räume abgrenzen, so daß sie nicht aufeinander liegen (Abb. 15.1). Der Subarachnoidalraum befindet sich zwischen der wasserundurchlässigen Arachnoidea und der weichen Hirnhaut (Pia mater spinalis).
Im Subarachnoidalraum ist der Liquor enthalten, der als Puffersubstanz fungiert, um die weiche Hirnsubstanz und das Rückenmark zu schützen. Der Liquor wird in den Hirnventrikeln produziert, zirkuliert so in Ventrikeln und Subarachnoidalraum und wird vom venösen Blutsystem resorbiert, um dem neu nachfließenden Liquor Platz zu machen.
Kommt es z. B. bei einer Schädel-Hirn-Verletzung zum Einreißen von Blutgefäßen der weichen Hirnhaut, so können flächenhafte Blutungen im liquorhaltigen Subarachnoidalraum entstehen.

Ursache

Häufigste Ursache solcher spontanen intrazerebralen SAB sind:

- Rupturen arteriosklerotisch veränderter Hirngefäße bei Hypertonikern,
- angeborenes Hirnarterienaneurysma.

Als # Aneurysma bezeichnet man eine Gefäßaussackung, die durch eine Gefäßwandschwäche bedingt ist (Abb. 15.2).
Diese Störung im Aufbau der Gefäßwand ist angeboren, und unter Einfluß des Blutdruckes kommt es zur Ausstülpung – Erweiterung an der Stelle, die am wenigsten Widerstand bietet, – im Bereich der Arterienmuskelschicht.
Aneurysmen erreichen unterschiedliche Form und Größe. So schwankt ihr Umfang zwischen Stecknadelkopf- und Pflaumengröße.
Meistens bleiben sie klinisch stumm, d. h. sie verursachen keine Symptome, solange sie keine angrenzenden Hirnstrukturen irritieren oder nicht zum Platzen kommen.

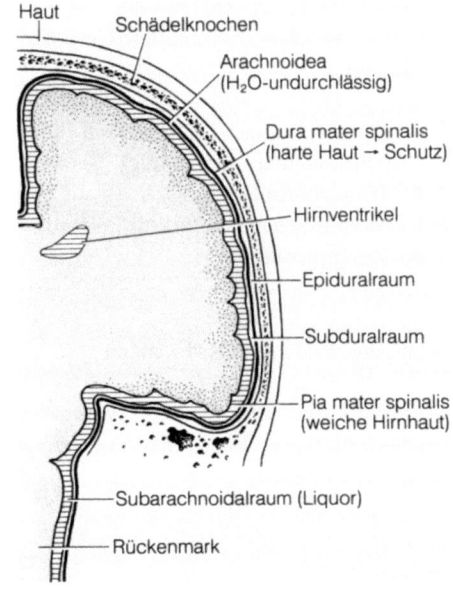

Abb. 15.1. Längsschnitt durch Hirn und Rückenmark

76   Spontane intrakranielle Blutungen

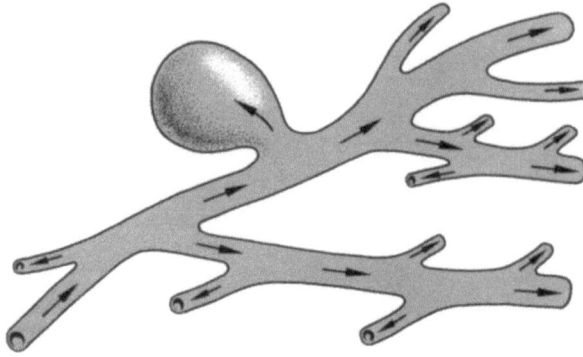

Abb. 15.2. Aneurysma

Platzt aber ein Aneurysma, so liegt eine #Aneurysmaruptur vor, und die SAB tritt auf. Die #Aneurysmaruptur entsteht aufgrund der Wandschwäche. Dies kann auch in völliger Ruhe passieren, wird jedoch meist durch Blutdruckanstieg im Kopf ausgelöst, z. B. beim Pressen, Husten, Bücken usw.
Außer einer SAB kann dadurch auch eine Massenblutung entstehen.
Zunächst breitet sich die Blutung im Subarachnoidalraum aus; bei entsprechendem Druck kann sie in benachbartes Hirngewebe und in die Ventrikel einbrechen.
Damit stellt jede intrakranielle Blutung einen lebensbedrohlichen Zustand dar!
Weitere, jedoch weniger häufige Ursachen einer SAB sind:

- Blutgerinnungsstörungen (z. B. nach Antikoagulationstherapie),
- Tumorblutung,
- entzündliche Gefäßerkrankungen,
- Venenthrombosen.

Klinisches Bild und Auswirkungen

Aufgrund der entstehenden Symptome sind Rückschlüsse auf Lage und Auswirkung der Blutung möglich.
Das Leitsymptom ist ein aus völliger Gesundheit plötzlich auftretender äußerst massiver Kopfschmerz.
Sind die Pyramidenbahnen (Abb. 15.3) betroffen, also die beiden Hirnstränge, welche unsere Willkürmotorik steuern und die der Großhirnrinde entspringen, sich im Bereich der Medulla oblongata kreuzen und bis ins Rückenmark weiter gehen (so daß die rechtsseitig entspringende Pyramidenbahn die linke Körperhälfte innerviert und die linksseitige die rechte Körperhälfte), so ist es verständlich, daß es bei ihrer Schädigung zu Ausfallserscheinungen in Form von halbseitigen Lähmungen, sog. *Hemiparesen,* kommt, die entweder Arm oder Bein, aber auch beides auf einer Körperhälfte betreffen können.
Weiterhin werden an der hemiparetischen Seite auch spastische Reflexe auftreten, also die Reflexe (= unwillkürliche Antwort auf einen Reiz), die vom Rückenmark selbst ausgehen, ohne vom Gehirn gesteuert zu werden. Liegt eine Schädigung der Pyramidenbahn vor, dann wird die motorische Willkürbewegung (Abb. 15.4) unmöglich; nimmt die sensible Bahn keinen Schaden, d. h. sind die Empfindungen auch weiterhin intakt, so werden die Reflexe verstärkt, da die Pyramidenbahn, die die Reflexe eigentlich leicht hemmt, nun nicht mehr als Gegenspieler fungieren kann.
So führt eine Erkrankung des ZNS wie die SAB zu einer zentralen Lähmung, das heißt:

- Reflexe verstärkt,
- positiver Babinsky,
- *keine* Muskelatrophie,
- spastischer Muskeltonus.

Außerdem hat eine Schädigung der Pyramidenbahn möglicherweise auch eine *Bewußtseinstö-*

Subarachnoidalblutung 77

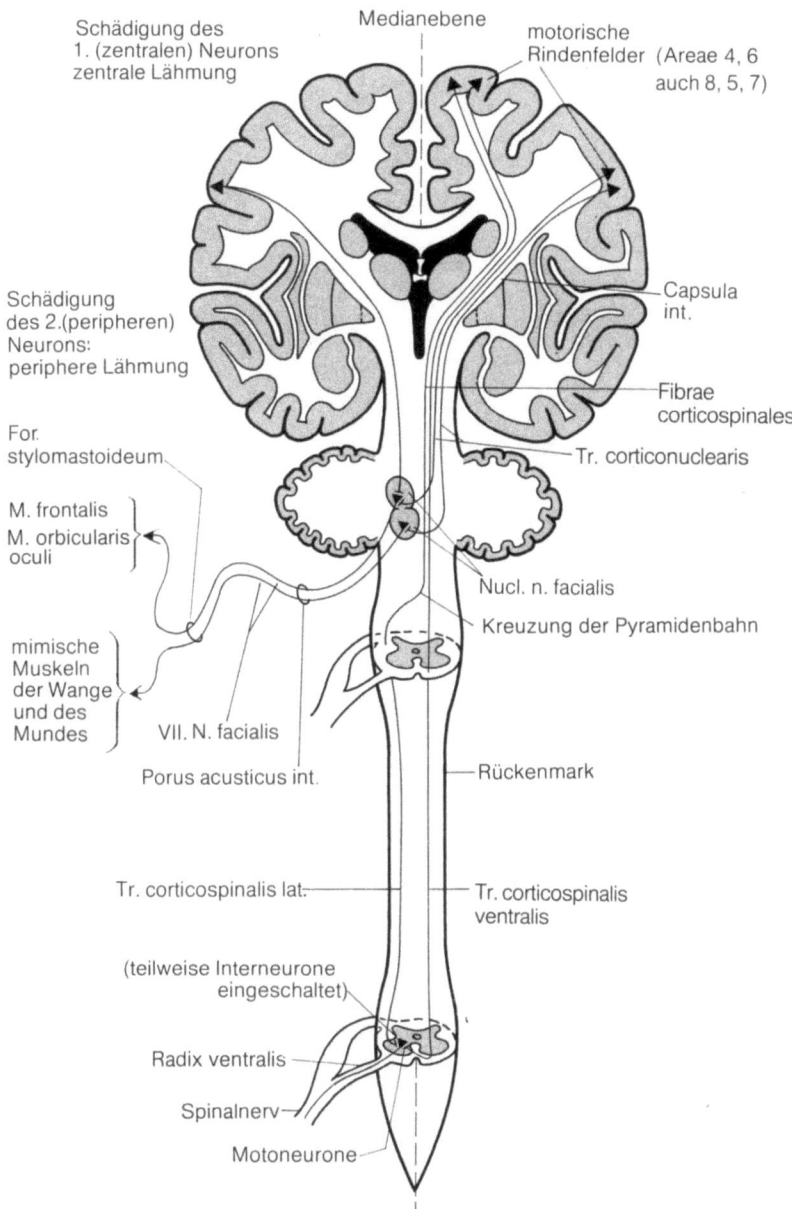

Abb. 15.3. Schema des pyramidalen Systems. *Oben* ist die bilaterale (ipsilaterale und kontralaterale) bzw. die monolaterale (nur kontralaterale) Innervation der Unterkerne des Nucleus nervi facialis dargestellt. Die Pyramidenbahn (Tractus corticospinales ventralis und lateralis) kreuzt auf die Gegenseite. Die Interneurone zwischen den zentralen Neuronen und den Motoneuronen sind in dieses Schema nicht mit aufgenommen. (Aus Schiebler u. Schmidt 1987)

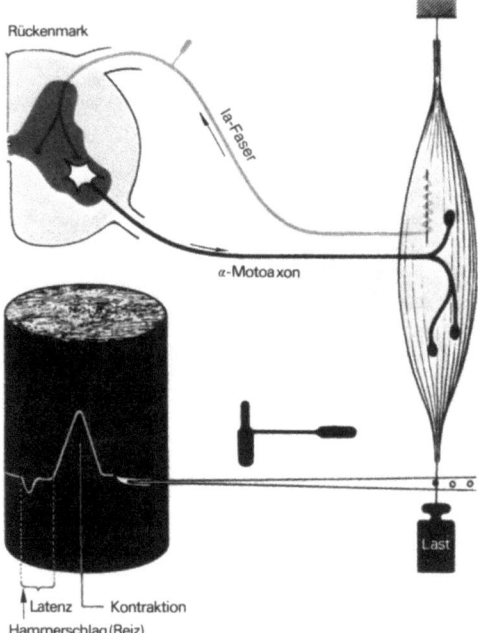

Abb. 15.4. Reflexbogen des monosynaptischen Dehnungsreflexes. Ein leichter Hammerschlag auf den Zeiger des Meßinstruments, der mit dem Muskel verbunden ist (Ausschlag nach unten auf dem Registrierpapier), führt nach kurzer Latenz zu einer Kontraktion des Muskels. Der Reflexbogen dieses Reflexes von den Muskelspindeln über die Ia-Fasern zu den Motoneuronen und zurück zum Muskel ist angegeben. (Aus Schmidt u. Thews 1987)

rung zur Folge. Auch eine Blutung im Bereich der Brücke (Pons) führt zu Bewußtlosigkeit und beidseits engen Pupillen. Typisch ist auch ein Meningismus, also eine Nackensteife, die dadurch entsteht, daß die Hirnhäute durch das eintretende Blut gereizt sind, was eine Anspannung der Nackenmuskulatur bewirkt.

Bei Blutungen im Kleinhirnbereich und Kompression der Medulla oblongata stellen sich Atem- und Kreislaufstörungen ein. Es kann auch eine Mydriasis auftreten, d.h. weitgestellte Pupillen.

Grundsätzlich läßt sich folgendes feststellen:
- Je näher sich die Blutung am Hirnstamm befindet, desto eher ist der Patient bewußtlos.
- Tritt die Blutung fern vom Hirnstamm auf, so entstehen der Lokalisation entsprechende neurologische Ausfallserscheinungen.

Ist das Sprachzentrum betroffen, so kann eine *motorische Aphasie* auftreten, d.h. der Patient kann seine eigenen klaren Gedanken nicht verbalisieren, versteht aber alles, was ihm gesagt wird.

Es kann auch zur *sensorischen Aphasie* kommen, d.h. der Patient kann seine Gedanken zum Ausdruck bringen, jedoch nicht realisieren, was ihm gesagt wird.

Die intrakranielle Blutung ist ein sehr schweres Krankheitsbild, das für den Patienten ganz unverhofft auftritt und mit massiven Schädigungen verbunden ist, durch die das Gefühl der Hilflosigkeit und des Ausgeliefertseins entsteht. Dies muß im Umgang mit diesen Patienten unbedingt berücksichtigt werden!

Eine spontane Blutung im Kopf kann als intrazerebrales Hämatom auch raumfordernd wirken. Dann kommt es zu Auswirkungen, die sich

erst nach den eigentlichen Symptomen anschließen.
So kann diese blutungsbedingte Raumforderung eine Erhöhung des intrakraniellen Drucks bewirken, was zu zusätzlichen neurologischen Ausfällen führen kann. Durch das Hämatom kann sich ein *Hirnödem* bilden, welches eine allgemeine Verschlechterung des Patientenzustands zur Folge hat.
Diese Verschlechterung kann außerdem bedingt sein durch:

- Nachblutungen,
- Ventrikeltamponade,
- Hydrozephalusentwicklung (Störung der Liquorresorption),
- Vasospasmus (Gefäßkrämpfe in Nähe der Rupturstelle),
- Krampfanfälle (sekundäre Epilepsie).

Diagnostik

Eine SAB kann festgestellt werden durch

- CT,
- MRI,
- Angiographie, sofern der Zustand des Patienten den sich aus der Untersuchung ergebenden operativen Eingriff zuläßt.

Die Angiographie kann genau den Blutungsherd ermitteln, während andere Röntgenmaßnahmen mehr Aufschluß über das Ausmaß der Blutung geben.

(Von der Lumbalpunktion, zum Nachweis von blutigem Liquor, wird eher Abstand genommen, da das Risiko besteht, daß Liquor aus dem Durapunktionsloch in den Spinalkanal fließt, was zur Einklemmung des Hirnstamms führen kann.)

Ärztliche Therapie

- Stabilisierung und Normalisierung der Kreislauffunktion: Bei Hypertonikern wird eine allzu krasse Blutdrucksenkung nicht angestrebt, um keine Verminderung der Hirndurchblutung zu erzeugen. Normotoniker sollten systolisch nicht über 130 mmHg liegen, Hypertoniker sollten systolisch nicht über 160 mmHg liegen.
- Eindämmung des Epilepsierisikos durch Antikonvulsiva (Luminal).
- Eindämmung des Hirnödemrisikos durch Kortison (z. B. Millicorten). Hierzu gehört auch die Verordnung von Flüssigkeitsbeschränkung.
- Eindämmung des möglichen Vasospasmus, evtl. durch Nimodipin, ist eher selten wegen hoher Nebenwirkungen, z. B. Blutdruckanstieg, Thrombosen, Übelkeit, Durchfälle.
- Operation des geplatzten Aneurysma: Diese ist möglich bei allen weit vom Hirnstamm entfernt liegenden und raumfordernden Aneurysma. Das Operationsrisiko ist höher bei diffusen, wenig raumfordernden Blutungen. Akute Operationsindikation besteht bei Kleinhirnblutungen.

Mittels verschiedenartiger Clips kann das Aneurysma aus dem Kreislauf ausgeschaltet werden. Hierbei wird unterschieden, ob das Aneurysma einen eigentlichen Hals hat (Abb. 15.5a) oder nicht (Abb. 15.5b).
Eine SAB ohne Aneurysma als Ursache wird meist mit einer Hämatomausräumung angegangen.
Jedoch kann ein Patient nur dann operiert werden, wenn sein Allgemeinzustand einen solch schweren Eingriff zuläßt.

Pflege des SAB-Patienten

1) *Pflegeproblem:*
Der Patient hat eine labile Kreislaufsituation. Es bestehen folgende Gefahren: Nachblutung, Hirnödem, Hirndrucksymptomatik, Vasospasmus, Krampfanfälle.
Pflegeziel:
Rechtzeitiges Erkennen von Abweichungen der Normwerte und Verringerung des Risikos.
Pflegemaßnahmen:

- Absolute Bettruhe und strikte Flachlagerung;
- engmaschige neurologische Kontrolle und Kreislaufüberwachung (zeitli-

80 Spontane intrakranielle Blutungen

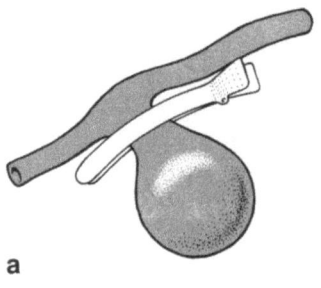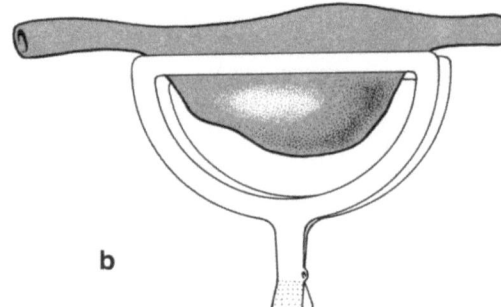

Abb. 15.5. a Heifetz-Clip auf dem „Hals" eines beerenförmigen Aneurysmas; **b** Heifetz-Clip auf einem breitbasigen Aneurysma

che und örtliche Orientierung, Pupillenreaktion, Motorik und Sensibilität aller Gliedmaßen, Muskelkraft und Muskelspannung, Temperatur, Blutdruck, Puls und Bewußtseinszustand, Ausscheidung und Reaktionsvermögen; Dokumentation!);
- Einfuhrbeschränkung (Bilanz);
- evtl. venöser Zugang als Vorsorge;
- Bettschienen, für den Fall, daß der Patient krampft;
- Bettbügel entfernen;
- bei Verschlechterung den Patienten nicht unbeobachtet lassen, Arzt informieren;
- vollständige Entlastung des Patienten, unter keinen Umständen körperliche Anstrengung.

2) *Pflegeproblem:*
Der Patient hat anhaltende Kopfschmerzen.
Pflegeziel:
Patient fühlt sich wohl, hat keine Kopfschmerzen durch die Kreislaufbeanspruchung.
Pflegemaßnahmen:

- Schmerzmedikation,
- Kühlung.

3) *Pflegeproblem:*
Durch Immobilisation Neigung zur Ostipation – Druckanstieg.
Pflegeziel:
Regelmäßiger, weicher Stuhlgang.
Pflegemaßnahmen:

- Mindestens alle 3 Tage Abführmaßnahmen, z. B. Klistier;
- den Patienten informieren, daß er nicht pressen darf;
- am Tag vor der Operation Stuhlgang einleiten, weil Patient postoperativ 4–5 Tage nicht die Bauchpresse betätigen darf.

4) *Immobilisationsbedingte Pflegeprobleme:*
- Thrombosegefahr bei gleichzeitiger Antikoagulationskontraindikation.
- Pneumoniegefahr durch flache Atmung und weil Abhusten nur bedingt passieren sollte.
- Dekubitigefahr, falls Lagewechsel durch Hemisyndrom beeinträchtigt.
Pflegemaßnahmen:

- Antithrombosestrümpfe, passive Bewegungsübungen zur Stärkung der Fußmuskelpumpe, Massage der Beine.

- Atemgymnastik, inspirationsfördernde Salben, kalte Abreibungen des Rückens, evtl. Inhalation.
- Für regelmäßigen Lagewechsel sorgen, gründliche Hautpflege, Weichlagerung.
- Mobilisation: so früh wie möglich beginnen.

  Postoperativ: langsames Vorgehen, zunächst Kopfteil auf 10–30 °C stellen, Bettrand, stehen, laufen, sitzen im Stuhl, Kopfsenken vermeiden, Patient darf weder heben noch schieben.

  Alle Fortschritte müssen vom Befinden des Patienten abhängig gemacht werden.

5) *Pflegeproblem:*
Patient hat Aphasien, motorische Ausfälle usw., die seine Lebenssituation insgesamt beeinträchtigen. Sie sind plötzlich aufgetreten und sind sehr belastend und beängstigend.

Pflegeziel:
Der Patient fühlt sich *voll akzeptiert* und gut aufgehoben, kann seine Situation ein wenig einschätzen; er weiß, warum bestimmte Maßnahmen erforderlich sind und kann kooperieren.

Pflegemaßnahmen:

Den Patienten informieren, seinem Bewußtseinszustand entsprechend:
Eine Aphasie, bei der der Patient sich nicht äußern kann, *heißt nicht*, daß er nicht in der Lage wäre zu verstehen!!! –
Durch Eingehen auf den Patienten ihm das Gefühl der Hilflosigkeit nehmen. Ihn seine Selbständigkeit, die noch vorhanden ist, voll ausschöpfen lassen und ihn dazu anleiten. Den Patienten als vollwertige Persönlichkeit nehmen.

15.2 Subduralblutung

Definition

Bei einer #Subduralblutung tritt Blut in den Subduralraum ein, also zwischen Dura mater spinalis und Subarachnoidea. Es handelt sich um eine venöse Blutung, die sich langsam ausbreitet.

Ursache

Kann eine „offene Hirnverletzung" sein, d. h. eine Verletzung, bei der die Dura in Mitleidenschaft gezogen ist.

Symptome und Auswirkungen

Da über der Dura der Schädelknochen beginnt, breitet sich die Blutung zum Hirngewebe hin aus. Dies führt zu:

- freiem Intervall, bis zur erneuten Eintrübung des Bewußtseins
- Schläfrigkeit,
- langanhaltenden Bewußtseinsstörungen,
- #Anisokorie (= ungleich weite, lichtstarre Pupille) auf der Blutungsseite, durch Abklemmung des Nerven.

15.3 #Epiduralblutung

Definition

Eintreten von Blut in den Epiduralraum, d. h. zwischen Schädelknochen und Dura mater spinalis.
Hierbei handelt es sich um eine arterielle Blutung, die sich dementsprechend schnell ausbreitet.

Ursache, Symptome und Auswirkungen

wie bei der Subduralblutung

Diagnose

- CT,
- EEG.

Ärztliche Therapie

- Entleerung der Blutung und Bohrlöcher,
- #Trepanation, also Eröffnung des Schädeldachs, und Ausräumung des sich gebildeten Hämatoms; Abdecken des Defekts mit gefriergetrockneter Dura, die keine immunologischen Eigenschaften mehr hat und somit keine Abwehrreaktion hervorrufen kann;

- Antibiotikatherapie;
- Antikonvulsiva;
- Kortison, als Hirnödemprophylaxe;
- Einfuhrbeschränkung.

Pflege

Wie bei allen Patienten mit Hirnblutungen; s. SAB-Patient (S. 75).
Besonders ist allerdings zu beachten, ob der Patient nach einem freien Intervall wieder eintrübt, wie Bewußtseinszustand und Pupillenreaktion sind.

16 Kraniotomie

Definition

Als Kraniotomie bezeichnet man den neurochirurgischen Eingriff, bei dem der Schädel eröffnet werden muß.
Der Begriff „Kraniotomie" gibt *keine* Auskunft über die weitere Art der Operation.

Indikation

- Hirntumoren,
- Blutungen,
- Hämatome, als Folge einer intrakraniellen Blutung,
- Gefäßmißbildungen,
- Hirnmetastasen,
- Hydrozephalus (hier handelt es sich um die liquorableitende Shuntoperation),
- primäre Epilepsie, die auch medikamentös nicht einzustellen ist (selten).

Präoperative Maßnahmen

- Abklärung von Art, Sitz und Ausmaß der Schädigung (ärztliche Diagnostik).
- Medikamentöse Vorbereitung durch hohe Dosen von Steroiden als Hirndruckprophylaxe sowie Antikonvulsiva, um die Krampfbereitschaft zu mindern.
- Eventuell internistische Abklärung.
- Psychische Unterstützung und Aufklärung des Patienten sowie der Angehörigen.
- Am Tag vor der Operation:
Elektrolyte und Kreuzblut abnehmen, nach Verordnung;
Stuhlgang einleiten, da der Patient nach Kraniotomie nicht pressen darf, um den Hirndruck nicht zu steigern (bei Shuntoperationen nicht unbedingt nötig, da der Patient bereits am 1. postoperativen Tag schon wieder mobilisiert wird);
Anpassung von Antithrombosestrümpfen, sofern dies nicht schon früher zu erfolgen hatte;
bis 24 Uhr orale Nahrungsaufnahme sowie Medikamente erlaubt, auf evtl. Flüssigkeitsbeschränkung achten;
nach 24 Uhr bleibt der Patient nüchtern.
- Am Morgen des Operationstages:
Patient nochmals duschen lassen bzw. Ganzwäsche;
je nach Verordnung Steroide i.m./i.v. injizieren und Antikonvulsiva als Zäpfchen verabreichen;
nach vereinbarter Zeit Prämedikation verabreichen, Patient vorher noch mal Blase entleeren lassen;
beide Beine mit elastischen Binden bewickeln;
Schmuck und Zahnprothese entfernen lassen;
Leisten noch mal mit „Betadineplätzchen" desinfizieren als Prophylaxe der Abteilung, weil dem Patienten vor dem Eingriff Dauerkatheter gelegt wird;
Fragen und Ängste können bei diesen letzten Vorbereitungen noch geklärt werden;
der ruhige Umgang ist für den Zustand des Patienten sehr wichtig.
- Grundsätzlich besteht die Möglichkeit, auf Wunsch evtl. dem Patienten selbst (je nach Zustand) oder den Angehörigen, schon vor der Operation den Wachsaal zu zeigen und das Personal dort vorzustellen sowie mit den dortigen Regelungen von Besuchszeiten usw. vertraut zu machen.

- Bei Kindern, die operiert werden müssen, sollten die Eltern in der gesamten Vorbereitung möglichst dabeisein, da es dem Pflegepersonal in so kurzer Zeit oft nicht möglich ist, einen vertrauten Bezug zum Kind herzustellen, weil die Situation von sehr kleinen Kindern natürlich als Bedrohung empfunden wird.
So sollten Eltern oder ein Elternteil entweder ein Bett gestellt bekommen; falls dies nicht möglich ist, sollte gerade am Morgen der Operation ein Elternteil dasein, um das Kind bis zum Operationssaal zu begleiten.

Postoperative Pflege

Intensivüberwachung

Fast alle Patienten nach Kraniotomie benötigen eine intensive Überwachung; Ausnahme: Patienten mit Shuntoperationen, die gleich wieder auf die Abteilung zurückkommen.

- Dauer ca. 3–5 Tage, bei gutem Verlauf.
- Dauerüberwachung 15- bis 30minütlich.
- Evtl. wird der Patient vorübergehend künstlich beatmet.
- Kontrolliert werden: Vitalzeichen, Temperatur, Ausscheidung (meist noch über Dauerkatheter), Pupillenreflexe, Motorik und Sensibilität, Bewußtseinslage, Wundgebiet und Drainagen. Eventuell wird noch eine Hirndruckmessung über diese Zeit durchgeführt und Absaugen der Atemwege, v. a. bei intubierten Patienten.

Weiterer postoperativer Verlauf:
Ist der Patient in allen Beobachtungen und Meßwerten stabil, wird er wieder auf die Abteilung verlegt.

*1) Der Patient ist immer noch gefährdet in bezug auf Hirngefäßspasmen, Hirndrucksteigerung, Nachblutung und Krampfbereitschaft.
Ziel: normale Werte, Erkennen von Abweichungen.
Maßnahme:*

- Ausführlicher Bericht über den Verlauf im Wachsaal:
  Normaler Verlauf?
  Krampfanfälle?
  Mobilität?
  Bewußtseinslage?
  Miktionsstörungen?
  Schmerzen?
  Neurologische Ausfälle?
  Venöser Zugang?
  #Michel-Klammer, Fäden?
  Kontrollen, wie oft?
- Je nach Verordnung Überwachung der Vitalzeichen und neurologische Kontrollen, die danach beurteilt werden, was als neuester Stand vom Wachsaal übergeben wurde.
- Bei Abweichungen oder nicht bekannten, nicht behandelten abnormen Werten ist der Arzt umgehend zu verständigen.

- Besondere Aufmerksamkeit gilt:
  Hirngefäßspasmen → Unruhe, Bradykardie, Blutdruckanstieg, Krämpfe, Ausfallserscheinungen;
  #Hirndruck → Eintrübung, Anisokorie, Erbrechen;
  Nachblutung → #Meningismus, Tachykardie, Blutdruckabfall, Eintrübung.
- Medikamentös wird der Patient #Antikonvulsiva als Krampfprophylaxe und Steroide zur Hirndruckprophylaxe bekommen; evtl. auch noch Tabletten, um den Blutdruck normoton zu halten.
- Als Hirndruckprophylaxe gehört ebenfalls die Flüssigkeitsbeschränkung dazu, die im weiteren Verlauf durch den Arzt langsam angehoben wird, was weitestgehend vom Zustand des Patienten abhängig ist.
- Abgeklärt werden muß, ob tägliche Kontrollen der Elektrolyte nötig sind; in den ersten 5 postoperativen Tagen erfolgt dieses routinemäßig, danach auf Verordnung.
- Eine Schmerzmedikation in Reserve ist sinnvoll, da Schmerzen 1) einen Blutdruckanstieg zur Folge haben und somit 2) auch eine Hirndrucksteigerung.

2) Der Patient hat evtl. noch Zu-/Ableitungen, z. B. venösen Zugang, Drainagen, Dauerkatheter.

Ziel: Vermeidung von Infektionen, Erkennen von Irritationen, Entfernung so bald wie möglich.

Maßnahme:

- Kontrolle der Drainage, steriles Wechseln der Flasche, Gewährleisten von freiem Abfluß, Überprüfen der Notwendigkeit.
- Lagekontrolle des venösen Zugangs, steriler Verbandswechsel alle 1–2 Tage, auf Entzündungszeichen überprüfen, Notwendigkeit abklären.
  Wenn Flüssigkeitsbeschränkung besteht, darauf achten, daß neben den Medikamenten nicht unnötig viel infundiert wird, Tropfenzähler mit anschließen, guten Durchfluß herstellen.
- Dauerkatheter: gründliche Intimpflege, möglichst 2mal täglich, regelmäßiges, steriles Wechseln, auf Notwendigkeit prüfen und so bald als möglich entfernen. Hat der Patient danach Probleme bei der Miktion, Einmalkatheterisieren und Blasentraining beginnen, evtl. medikamentös Blasenentkrampfungsmittel verabreichen.
  Bilanzierung auch mittels Einbetten der Flasche möglich.

3) Der Patient hat evtl. noch Bettruhe/Flachlagerung.

Ziel: Ausschluß von Immobilisationsschäden aufgrund von verminderter Blutzirkulation und erhöhter Gerinnungsneigung des Blutes. Durch flache Atmung, wenig Bewegungsmöglichkeit, Schonhaltung und vermehrte Druckbelastung.

Maßnahme:

- Den Patienten soweit als möglich entlasten, *keinen* Bettbügel zur Verfügung stellen, da Anstrengung zur Drucksteigerung führt.
- Thromboseprophylaxe durch die zuvor angepaßten Kompressionsstrümpfe, Bewegungsübungen im Bett, Physiotherapie. Antikoagulation kann erst am 10. postoperativen Tag begonnen werden – wegen der Nachblutungsgefahr.
- Pneumonieprophylaxe durch gezielte Atemgymnastik, Anregung zur tiefen Inspiration, z. B. mit Kampfersalbe, Schonatmung bei Schmerzen erkennen und Schmerzmedikamente verabreichen, Patient zum Abhusten anhalten.
- Kontrakturenprophylaxe durch Bewegungsübungen und ebenfalls Eindämmung von Schmerzen, therapeutische Lagerung, wenn Patient sie nicht selbst vornehmen kann.
- Dekubitusprophylaxe durch Aufforderung zum Lagewechsel bzw. 2- bis 3stündliche Umlagerung durch das Personal, wenn der Patient nicht selbst dazu in der Lage ist.
  Weichlagerung mittels Matratze und Fell.
  Gründliche Hautpflege und Aufrechterhalten der Elastizität.
- Abklären, wann mit der Mobilisation begonnen werden kann; dabei die Steigerung des Trainings vom Patienten und seinem Befinden abhängig machen. Alle Bewegungen, die den Hirndruck steigern, müssen unbedingt vermieden werden!

4) Der Patient hat postoperativ die Neigung zur Obstipation, aufgrund vorübergehender Immobilität.

Ziel: Vermeiden einer Obstipation, Vermeiden einer Drucksteigerung.

Maßnahme:

> - Patient darf vorerst die Bauchpresse nicht betätigen.
> - Abführmaßnahmen, Klistier, frühestens am 5. postoperativen Tag einleiten.
> - Danach alle 3 Tage, sofern die natürliche Regulation noch nicht wieder eingesetzt hat.
> - Stuhlweichmacher verabreichen.

5) *Der Patient besitzt noch Fäden oder #Michel-Klammern im Wundbereich.*
   Ziel: Keine Infektion, baldige Entfernung.

Maßnahme:

> - Michel-Klammern werden in der Regel am 2. bis 3. postoperativen Tag entfernt.
> - Fäden werden i. allg. zwischen dem 5. und 12. postoperativen Tag entfernt.
> - Ist der Patient bis dahin mobil, kann er nun auch mit Hilfe eine Haarwäsche vornehmen.

6) *Der Patient hat neurologische Ausfallserscheinungen.*
   Ziel: Bestmögliche Rehabilitation.

   Maßnahme: s. Abschn. 18.1 Pflegecheck bei Hemiplegie.

7) *Der Patient bekommt evtl. postoperativ eine #Lappenschwellung aufgrund vermehrter Flüssigkeitseinlagerung und schlechter Resorption im Operationsgebiet. Unter Umständen kann diese dazu führen, daß das Auge auf der jeweiligen Seite völlig zuschwillt.*
   Ziel: Rechtzeitiges Erkennen und Weiterleiten der Information. Vermeidung einer Infektion des Auges.

Maßnahme:

> - Zunächst kann versucht werden, die Schwellung mittels #Diuretika auszuschwemmen (ärztl. Verordnung).
> - Gelingt das nicht, kommen entweder eine #Lumbalpunktion oder eine direkte Punktion des Lappens in Betracht, wobei Liquor abgelassen wird, um eine Entlastung zu bewirken. Der Liquor wird danach immer auf Zellzahl und Eiweiß untersucht, um eine Meningitis auszuschließen.
> - Nach der Lappenpunktion wird ein Druckverband angelegt, um das Neueinströmen von Liquor zu hemmen.
> - Da es sich um eine Entlastungspunktion handelt, sollte der Patient zwar vorerst wieder überwacht werden, braucht jedoch keine Flachlagerung einzuhalten. (Es sei denn, er soll diese unabhängig von der Punktion noch einhalten.)
> - Solange das Auge noch zugeschwollen ist, ist eine regelmäßige Augenpflege mit 0,9%iger NaCl-Lösung und Applikation von Vitaminsalbe angezeigt.
> - Flüssigkeitsbeschränkung.

8) *Sofern keine Komplikationen aufgetreten sind, fühlt sich der Patient postoperativ oft „sehr gesund" und zeigt wenig Einsicht in die postoperativen Pflegemaßnahmen. Er neigt dazu, sich zu überschätzen, und ist wenig kooperativ.*
   Ziel: Vermeiden von Komplikationen.
   Der Patient ist bereit, sich trotz des bisher guten Verlaufs auf die Vorsichtsmaßnahmen einzulassen.
   Der Patient kann seinen Zustand richtig einschätzen und sieht den Sinn und Zweck der Pflege.

Maßnahme:

- Ständige Aufklärung über den Sinn der Maßnahmen.
- Hintergrundwissen über Komplikationen aufzeigen in einer Form, dem dem Patienten verständlich ist und die eindringlich ist, ihm aber keine Angst macht und ihn nicht zur Übervorsichtigkeit veranlaßt.
- Es nicht als persönliche Provokation auffassen, wenn der Patient sich entgegen den Vorsichtsmaßnahmen verhält, sondern vielmehr versuchen, noch einmal möglichst viele Informationen zu geben.
- Auch Angehörige miteinbeziehen; sie können oft mehr Einfluß auf den Patienten nehmen.
- Dokumentieren, wenn der Patient sich nicht an die Maßnahmen hält, und dieses zur Absicherung auch dem Arzt mitteilen.

Patienten in der ersten Phase nach einer Kraniotomie sollten, solange sie noch der neurologischen und Kreislaufüberwachung bedürftig sind, nach Möglichkeit *keine* sedierenden Medikamente erhalten, so. z. B. auch keine Beruhigungsmittel und Barbiturate, weil dadurch die Überwachungsergebnisse verfälscht werden können und eine plötzliche Veränderung erst zu spät oder gar nicht wahrgenommen wird. Dieses gilt im übrigen für alle Patienten, die überwacht werden oder vom Bewußtseinszustand her labil sind.
Bei betagten Patienten stellen sich postoperativ oft Verwirrungszustände ein, die permanent oder phasenweise auftreten können. Hier gilt es dann, alle Maßnahmen zum Schutz des Patienten zu treffen. So sollten alle Gegenstände entfernt werden, mit denen er sich schädigen könnte; die Medikamenteneinnahme sollte unter Aufsicht geschehen; evtl. sind Bettgitter notwendig. Ist das Personal aufgrund der Besetzung nicht in der Lage, den Patienten dauerhaft zu beobachten, sollte eine Sitzwache organisiert werden.
Falls möglich, sollte andernfalls mit den Angehörigen gesprochen werden, ob auch sie diese Aufgabe übernehmen wollen, auf den Patienten aufzupassen (natürlich nur, sofern er sich von seinem sonstigen Zustand her nicht mehr in einer akuten Phase befindet).
Oft können Personal und Angehörige einen Tagesplan erstellen, so daß die Aufsicht am Tage kontinuierlich ist und eine Sitzwache nur für die Nacht erforderlich wird.
Gerade verwirrten Patienten kommt es sehr zugute, wenn sie von vertrauten Personen umgeben sind.
Das trifft auch für solche Patienten zu, die bereits vor der Operation verwirrt sind.
Besonders bei einem verwirrten Patienten ist es wichtig, ihm immer wieder die Möglichkeit zu geben, sich in der Realität zurechtzufinden. So ist es sinnvoll, ihm oft die Orientierung zu geben, d. h. zu informieren, wo er sich befindet, warum, welcher Tag gerade ist, welche Tageszeit usw.
Auch wenn er diese Informationen nur kurz behalten sollte, so hat er doch ständig Bezug zu seiner Umwelt und kann sich schneller wieder integrieren.

17 Neurologische Kontrollen

17.1 Grundlagen der Bewußtseinsbeobachtung

Zur neurologischen Kontrolle gehören

- Überwachung der Vitalfunktion und
- Überwachung der Bewußtseinslage.

Grundsätzlich gilt: Je engmaschiger kontrolliert wird, desto besser ist der Verlauf zu registrieren, und je genauer und objektiver dokumentiert wird, desto zuverlässiger sind die Beobachtungen. Im allgemeinen kommen diese Kontrollen zum Tragen bei:

- Patienten in Akutsituationen, Frischoperierten, notfallmäßig Eingelieferten,
- Patienten in instabilem Zustand.

Zur Vitalzeichenüberwachung gehören:

- Blutdruck,
- Puls,
- Temperatur,
- Atmung,
- Ausscheidung.

Anhand dieser Werte lassen sich beginnende Komplikationen festmachen; sie sind, bei korrekter Durchführung, objektiv. Sie können ganz präzise festgehalten werden, weil sie sich in Meßwerten, in Zahlen, ausdrücken lassen. Besonders wichtig sind hier die Ausgangswerte, z. B. bei der # Angiographie, um danach Abweichungen bemerken zu können.
Schwieriger – von der Objektivität her – sind die rein neurologischen Kontrollen. Sie lassen sich nicht in klaren Meßwerten ausdrücken, wodurch die Gefahr der falschen Wahrnehmung besteht.
Die neurologische Kontrolle umfaßt:

- Pupillengröße rechts und links.
- Pupillenreaktion auf Lichteinfall rechts und links.
- Motorik der Extremitäten rechts und links. Hierbei wird die Kraft geprüft, durch Hand-/Fußdruck, Bewegungsablauf auf Tremor, Ataxie.
- Sensibilität der Extremitäten rechts und links.
- Bewußtseinslage. Diese ist wohl am schwersten zu beurteilen, sofern sie eingeschränkt ist.
  Es gibt bestimmte Begriffe, die vorsichtig benutzt werden müssen, jedoch dann einen Zustand ziemlich differenziert beschreiben.

Zunächst muß dokumentiert werden, ob der wache Patient *orientiert ist und zwar:*

- zeitlich (Tag, Monat, Jahreszeit, Datum usw.),
- örtlich,
- Angaben zur Person (Name, Geburtsdatum, Anschrift usw.).

Wichtig ist auch, ob der Patient nur zeitweise oder kontinuierlich desorientiert ist, ob er prompt antwortet oder lange überlegen muß, ob er ungefähre oder völlig falsche Angaben macht u. a.
Bei Patienten, die nicht mehr voll ansprechbar sind, werden folgende Stadien unterschieden:

#Stupor: Zustand aus pathologisch psychischen Ursachen mit vollständiger Antriebslosigkeit bei vollständig erhaltenem Bewußtsein.

#Somnolenz: Zustand von Schläfrigkeit und Benommenheit, jedoch durch laute Ansprache erweckbar und meist noch orientiert. Ist der Patient nicht mehr gefordert, wird er in der Regel wieder einschlafen.

#Sopor: Zustand, in dem der Patient durch Schmerzreize zum Erwachen aus einem schlafähnlichen Zustand gebracht werden kann, ohne daß er allerdings dann bewußtseinsklar und ansprechbar wäre.

#Koma: Bewußtlosigkeit an sich, wenn der Patient sich nicht einmal mehr durch Schmerzreize erwecken läßt. Entweder folgen darauf nur noch ungezielte, träge Abwehrreaktionen, bei weiterer Vertiefung dann gar keine mehr.

Das Reaktionsvermögen eines bewußtseinseingeschränkten Patienten läßt sich auch folgendermaßen festhalten (#Glasgow-Koma-Skala; Abb. 17.1):

- Augenöffnen:
  spontan / auf Ansprache / auf Schmerzreiz / nicht.

- Motorische Reaktion:
  auf Aufforderung / gezielte Schmerzabwehr / ungezielte Fluchtreaktion / Beugebewegung / Streckphänomen / keine.
- Verbale Reaktion:
  orientiert / verwirrt / unangemessene Worte / unverständliche Laute / keine.

Ist der Bewußtseinszustand nicht eindeutig mit Oberbegriffen zu bezeichnen, muß eine genaue Beschreibung der Patientenreaktion erfolgen.

17.2 Protokollbeispiel einer neurologischen Kontrolle

Zur Überwachung gehört weiterhin die Dokumentation der

- Flüssigkeitszufuhr (enteral/parenteral),
- Nahrungsaufnahme,
- Medikamentengabe mit Zeitangabe (enteral/parenteral).

Neurologische Kontrollen

Protokollbeispiele einer neurologischen Kontrolle 91

Zeichenerklärung		
Temperatur	• = oxillär ⊙ = rektal	
BD	∇ systolisch — blutig △ diastolisch — unblutig	blau blau
Herzfrequenz	•———————•	rot
Puls (unregelm.)	•-------•	rot
ZVD	z.B. 18 • z.B. 20	grün
Atmung		

Anmerkungen zu:

- verbale Antwort
  zeitliche oder örtliche Orientierung
  z für zeitlich
  ö für örtlich
- Pupillen
  bei entrundeter Pupille hinter Reaktion
  noch e = entrundet notieren
  z.B. te , pe
- Arme
  bei spastischer Beugung = sp notieren

Abb. 17.1. Beispiel eines neurologischen Überwachungsformulars

18 Hemiplegie

18.1 Pflegecheck bei Hemiplegie (Übersicht)

Definition

Eine Hemiplegie ist eine Halbseitenlähmung.

Ursache

- Arteriosklerose,
- Hypertonus,
- Embolie,
- Aneurysmaruptur.

Symptome

- Hemiparese,
- Fazialisparese,
- Aphasie,
- #Parästhesien,
- Bewußtseinsstörung.

Symptome der Hemiplegie und daraus resultierende Pflegeprobleme mit abgeleiteten Maßnahmen:

Einseitige Beeinträchtigung der Atemmuskulatur
↓
Eingeschränkte Atmung
↓
Sekretstau
↓
Pneumoniegefahr → Pneumonieprophylaxe

Zungenlähmung
↓
gestörter Schluckakt
↓
Gefahr der Aspirationspneumonie → Aspirations- und Parotitisprophylaxe

---

Aufgehobene Motorik
↓
Weitgestellte Gefäße
↓
Verminderter Druck
↓
Stase
↓
Thrombosegefahr → Thromboseprophylaxe

Zungenlähmung
↓
Sprachstörungen → Bewältigung der Sprachprobleme

Aufgehobene Motorik
↓
Weitgestellte Gefäße
↓
Hohe Schweißsekretion
↓
Hautmilieuveränderung
↓
Dekubitusgefahr → Dekubitusprophylaxe

Aufgehobene Motorik
↓
Parese
↓
Spastik
↓
Kontrakturgefahr → Spastizitäts- und Kontrakturprophylaxe

Aufgehobene Sensibilität
↓
Kein Druckausgleich
↓
Druckgefahr
↓
Keine Reizbeantwortung
↓
Kein Temperaturempfinden
↓
Verletzungsgefahr → Verletzungsprophylaxe

Inkontinenz durch fehlende Reizbeantwortung
↓
Läsion der Haut
↓
Infektionsgefahr der Urethra → Wiederherstellen von Blasen- und Darmfunktion

Patient und Krankheitserleben

- Hilflos wegen mangelnder Verständigungsmöglichkeit,
- Ungeduld,
- Angst vor der Zukunft,
- Aggression, Wut,
- Trauer,
- Resignation,
- Isolation,
- Abhängigkeit,
- sich nicht vollwertig fühlen.

Das Ablehnen der gelähmten Seite hat mangelnde Kooperativität zur Folge.
Fernziel: Selbständigkeit, Gesundheitserziehung.

Adäquate Umgangsmöglichkeiten:

- gute Aufklärung über Zustand und Heilungsprozeß,
- Information über den Sinn aller Pflegemaßnahmen,
- Geduld und Zeit für den Patienten,
- individuelle Problematik erfassen,
- den Patienten nicht überfordern,
- Fortschritte anerkennen und bewußt machen,
- Selbständigkeit erhalten und fördern,
- Hilfsmittel hierfür stellen,
- gelähmte Körperhälfte voll miteinbeziehen, alle Verrichtungen von dort aus!

Der Patient soll das Krankheitsbild akzeptieren; seine Motivation muß gefördert werden.

Miteinbeziehen der Angehörigen

- Verkindlichung vermeiden,
- keine übertriebene Hilfeleistung,
- Information,
- den Patienten in den Tagesablauf integrieren,
- Gespräche anleiten und fördern,
- Ansporn statt Mitleid,
- Isolation vermeiden.

18.2 Pflegesituation bei Hemiplegiepatienten

In Abb. 18.1 ist eine exemplarische Pflegesituation dargestellt, die im Anschluß ausführlich erläutert wird.

18.2.1 Raumverhalten

Da Hemiplegiepatienten die Tendenz haben, ihre plegische Seite zu ignorieren, gilt im besonderen Maße, daß alle pflegerischen und therapeutischen Verrichtungen von der gelähmten Körperhälfte aus geschehen.
Um dieses zu erleichtern, ist es günstig, daß der Patient auch mit der plegischen Seite zum

94 Hemiplegie

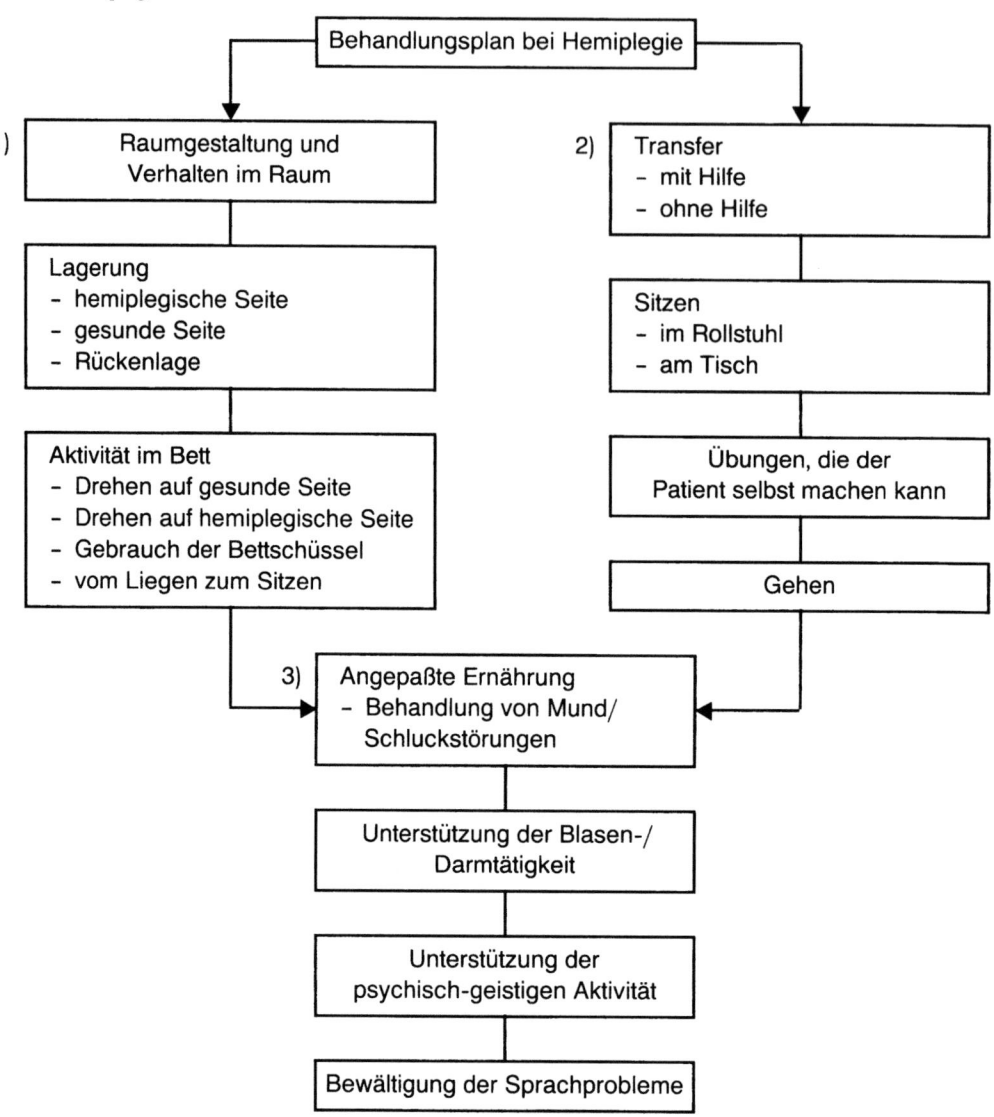

Abb. 18.1. Beispiel einer Pflegesituation bei Hemiplegie

Zimmer liegt, so daß er permanent auf sie aufmerksam wird bei allem, was sich sonst im Raum abspielt (Abb. 18.2). So wird ihm seine plegische Seite bewußter, und er wird im Gebrauch seines *gesamten* Körpers geschult. Er lernt, seinen Kopf frei zu bewegen und seine betroffene Seite bei seinen Aktivitäten mit einzubeziehen.

Bei gleichzeitig bestehender Hemianopsie besteht die Möglichkeit, daß der Patient das ausgefallene Gesichtsfeld zu kompensieren lernt.

18.2.2 Lagerung

Die korrekte Lagerung ist in jeder Phase der Rehabilitation Voraussetzung. Man unterscheidet die Früh- und die Spätphase. In der Frühphase ist der Tonus meist herabgesetzt. Die therapeutische Lagerung muß unmittelbar einsetzen; die Umlagerung muß 2- bis 3stündlich erfolgen, als Kontraktur und Dekubitusprophylaxe und als erster Schritt der Mobilisation.

Der Zweck der *Lagerung in der Frühphase* besteht im

- Vermeiden von abnormen Haltungsmustern,
- Vorbeugen gegen Schulterschmerzen,
- Erreichen besserer Orientierung, d. h. Wahrnehmung des gesamten Körpers.

In der Spätphase hat meist ein Tonus wieder eingesetzt. Der Zweck der *Lagerung in der Spätphase* besteht in folgendem:

- Hemmung der Spastizität,
- Patient muß lernen seine Spastizität selbst zu kontrollieren und seine Haltung dementsprechend zu korrigieren.

Bett- und Lagerungsmaterial:
- 3-4 Federkissen,
- flachgestelltes Bett,
- *keinen* Bettbügel verwenden, da das zu unerwünschter Aktivität (Überaktivität) der gesunden Seite und damit zu erhöhter Spastizität durch Anstrengung führt.
- keine Verwendung von Bettkisten,
- *keine* Rollen u.ä. in die gelähmte Hand geben, da das den Greifreflex auslöst und damit Kontrakturen und Spastizitätserhöhung zur Folge hat.

Lagerungsmöglichkeiten

Therapeutische Lagerung auf die plegische Seite
Vorteile und Ziele:
- Stimulation der Sensibilität (durch Druck),
- gute Lagerung der Schulter, als Vorbeugung gegen die Schmerzen,
- plegischer Arm liegt im Gesichtsfeld des Patienten und ermöglicht so Kontakt mit der gelähmten Seite,
- gesunde Seite ist bewegungsfrei.
Nachteile:
- ungünstig bei stark angeschwollener Hand,
- Patient muß zuerst Vertrauen in diese Lagerung gewinnen.
Ausführung der Lagerung nach Bobath (Abb. 18.3):

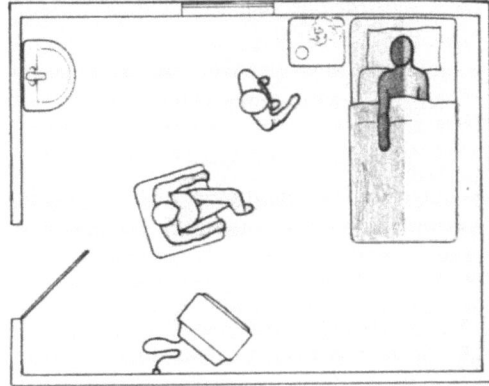

Abb. 18.2. Lagerung des Patienten

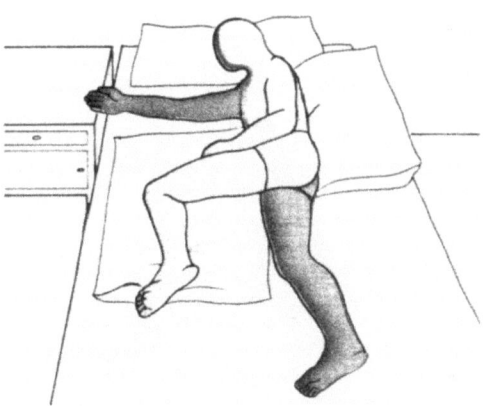

Abb. 18.3. Lagerung auf die plegische Seite

- Patient liegt parallel zur Bettkante, möglichst weit hinten, damit der ganze Arm im Bett gestreckt werden kann.
- Kopf wird durch Kissen unterpolstert, Schulter soll nicht auf dem Kissen liegen.
- Von vorn: vorsichtiges Vorziehen von Schulter und Arm.
- Arm soll mindestens 90°C abgewinkelt sein, Ellenbogen gestreckt, Hand geöffnet.
- Beine in Mittelstellung.

Therapeutische Lagerung auf die gesunde Seite
Vorteil:
- gute Lagerung des Armes möglich, besonders bei geschwollener Hand.

Nachteile:
- gesunde Seite ist blockiert,
- Lagerung der Schulter ist nicht so günstig.

Ausführung der Lagerung nach Bobath (Abb. 18.4):

- Patient liegt parallel zur Bettkante.
- Schulter wird auch vorsichtig nach vorn gezogen, bestmögliche Ellenbogenstreckung, Hand nach Möglichkeit offen.
- Bein in physiologischer Beugestellung mit einem Kissen unterlagern, Fuß muß ebenfalls auf dem Kissen gelagert sein.

Therapeutische Lagerung auf dem Rücken
Ungünstigste Lagerung, da Tonuserhöhung am größten.
Ausführung (Abb. 18.5):

- Der Patient liegt gerade im Bett.
- Kopf in Mittelstellung zur hemiplegischen Seite gedreht.
- Schulter, Arm und Becken sind mit einem Kissen unterpolstert.
- Bein in Mittelstellung, evtl. Bettbogen einbetten.

Lagerung beim Sitzen im Bett
Dies ist keine therapeutische Lagerung; sie sollte deshalb nach Möglichkeit vermieden werden, d. h. der Patient soll so schnell wie möglich die Mahlzeiten außerhalb des Bettes einnehmen (Abb. 18.6).
Wird er vorerst hierfür im Bett gelassen, gilt:

- Kopf ist frei, nicht abgestützt;
- Oberkörper gerade und aufrecht, so wenig Lagerungshilfsmittel wie möglich.

18.2.3 Aktivitäten im Bett

Voraussetzung für das aktive Bewegen:
Der Patient kann den betroffenen Arm mit dem gesunden heben und die Hände falten. Beim „Einfädeln" liegt der Daumen der hemiplegischen Seite obenauf (Abb. 18.7). Das ist wichtig, da die Abduktion des Daumens der Spastik entgegenwirkt.

Drehen auf die gesunde Seite
Mit Hilfe, d. h. von der gesunden Seite aus, das hemiplegische Bein führen (Abb. 18.8a); Drehen ohne Hilfe s. Abb. 18.8b.

Drehen auf die hemiplegische Seite
Mit Hilfe, d. h. von der hemiplegischen Seite aus dem gelähmten Arm vorsichtig nach außen legen und die Schulter unterstützen (Abb. 18.9a). Den sich drehenden Patienten leicht am Becken bremsen, damit er nicht auf die plegische Seite fällt; Drehen ohne Hilfe s. Abb. 18.9b.

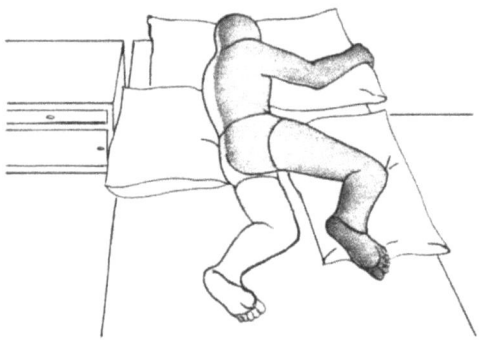

Abb. 18.4. Lagerung auf die gesunde Seite

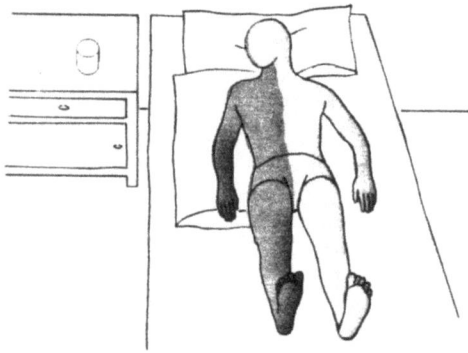

Abb. 18.5. Lagerung auf dem Rücken

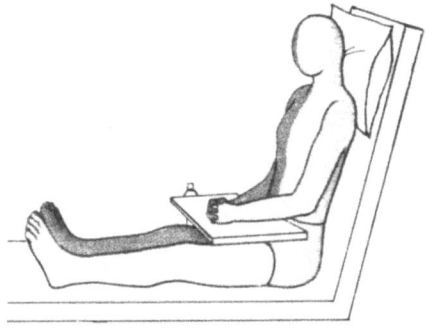

Abb. 18.6. Sitzen im Bett

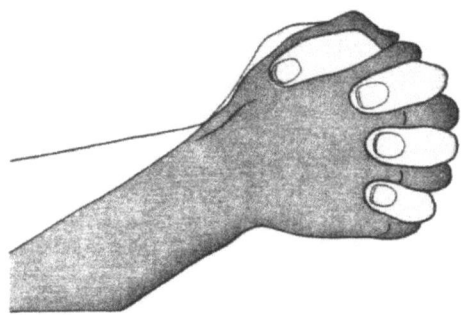

Abb. 18.7. „Einfädeln" der Finger

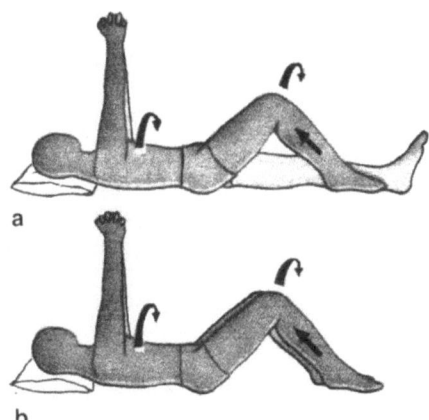

Abb. 18.8a, b. Drehen auf die gesunde Seite: **a** mit Hilfe, **b** ohne Hilfe

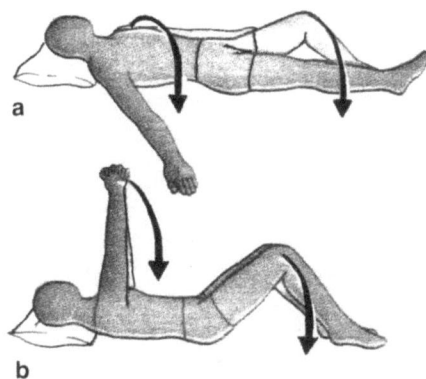

Abb. 18.9a, b. Drehen auf die hemiplegische Seite: **a** mit Hilfe, **b** ohne Hilfe

Gebrauch der Bettschüssel
Falls nötig, hilft man dem Patienten das betroffene Bein zu beugen und den Fuß flach auf das Bett zu stellen.
Der Patient beugt das gesunde Bein und setzt seinen Fuß parallel und nahe zum plegischen (Abb. 18.10a).
Hilfestellung: Hemiplegischen Fuß mit der Hand fixieren und Zug und Druck am Knie, um das Heben des Beckens zu erleichtern (Abb. 18.10b).

Vom Liegen zum Sitzen
Der Patient richtet sich immer über seine betroffene Seite auf.

- Patient dreht sich wie schon erläutert.
- Pflegeperson führt ihre Hand unter der Achsel zum Schulterblatt durch.
- Die andere Hand führt sie unter den Beinen durch und bringt so den Patienten in die Sitzposition.
- Ist der Patient fähig, allein oder mit geringer Hilfe zu sitzen, bringt er sein gesundes Bein über die Bettkante, legt den plegischen Arm gestreckt auf das Bett und stützt sich mit dem gesunden Arm beim Aufrichten des Rumpfes (Abb. 18.11).

Vom Sitzen zum Liegen verläuft alles in umgekehrter Reihenfolge.

98 Hemiplegie

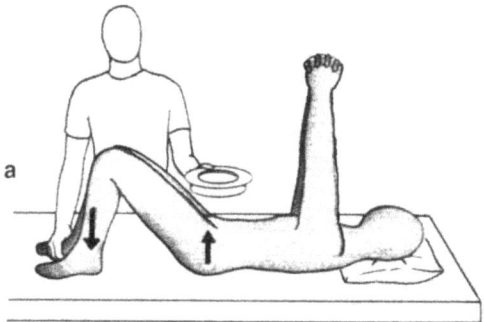

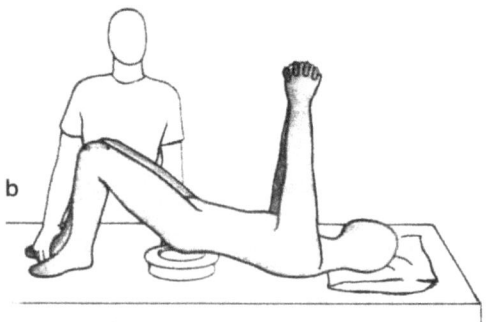

Abb. 18.10a, b. Gebrauch der Bettschüssel (Erläuterungen s. Text)

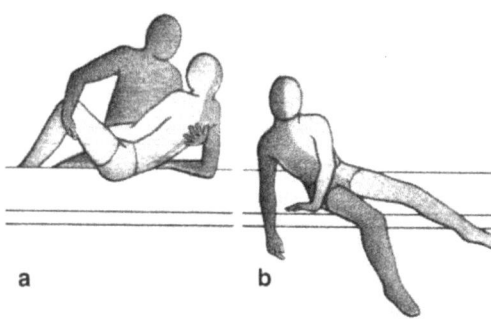

Abb. 18.11a, b. Veränderung der Lage vom Liegen zum Sitzen

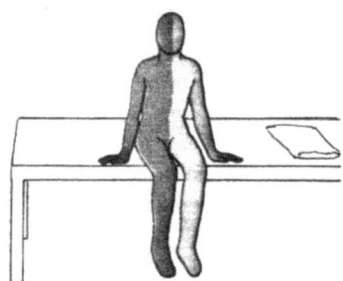

Abb. 18.12. Sitzen am Bettrand

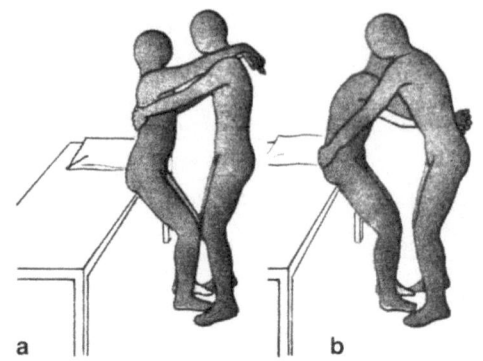

Abb. 18.13a, b. Transfer des Patienten

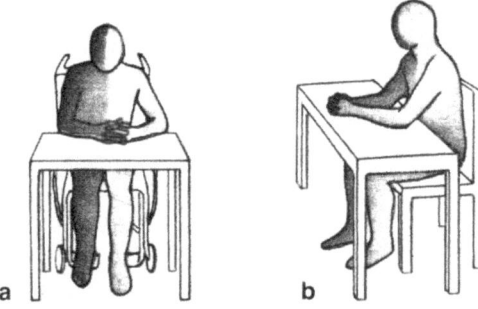

Abb. 18.14a, b. Sitzen im Rollstuhl (**a**) und am Tisch (**b**)

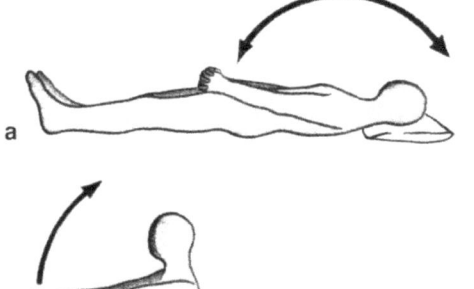

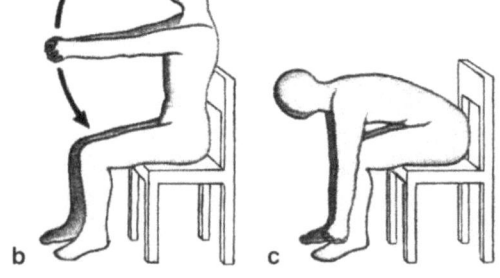

Abb. 18.15a–c. Grundübungen, die der Patient selbst ausführen kann

Sitzen am Bettrand
- Der Patient wird von der plegischen Seite aus unterstützt, um ihm ein symmetrisches Sitzen zu ermöglichen.
- Seitlich stützt er die Arme ab und die Füße parallel auf den Boden (Abb. 18.12).

18.2.4 Transfer

Erfolgt grundsätzlich immer über die plegische Seite.

a) Bei wenig Aktivität des Patienten
- Unterstützen an Schulterblättern, Schienen des plegischen Armes mit dem eigenen den Patienten weit vorkommen lassen. Mit eigenen Knien plegisches Bein oder beide fixieren (Abb. 18.13a).
- Oder Unterstützen am Becken, Patient fädelt ein und beugt sich weit vor, kann sich anlehnen. Mit eigenen Knien plegisches Bein oder beide fixieren (Abb. 18.13b).

b) Bei Patienten mit Aktivität
- Patient fädelt ein und führt Arme weit nach vorn, Füße stehen nebeneinander.
- Pflegeperson hilft durch Unterstützung an Schultern, Becken und Knien.

Die korrekte Vorlagerung des Oberkörpers ermöglicht einen langsamen und sorgfältigen Transfer, wobei auch die Belastung der Pflegeperson dabei sehr gering gehalten wird!!!

Sitzen
Die sitzende Position fördert den Gleichgewichtssinn des Patienten und stellt ebenso die beste Prophylaxe für sämtliche Immobilisationsschäden bei bettlägerigen Patienten dar. Wichtige Voraussetzung ist eine gute Sitzbalance, die zuvor erst trainiert werden muß. Die Sitzbalance ist ihrerseits wieder die beste Voraussetzung zum Selbsthilfetraining.
Der Rollstuhl muß eine gerade Sitz-/Rückenfläche haben, sollte aber gut abgepolstert sein (Abb. 18.14a).
- Plegischer Arm evtl. auf Kissen gelagert.
- Plegischer Fuß auf Fußraster (Hüft- und Kniebeugung bei ca. 90°C).
- Gesunder Fuß muß den Boden erreichen können.

Das Rollstuhlfahren ist die erste Möglichkeit des selbständigen Fortbewegens.
Sobald als möglich soll das Sitzen am Tisch ermöglicht werden, d. h. wenn der Patient sicher genug ist. Er soll seinen Arm selbst lagern und heben, um damit seine Haltung zu korrigieren (Abb. 18.14b).

18.2.5 Grundübungen

Der Patient soll immer wieder dazu aufgefordert werden, die Übungen durchzuführen und zu kontrollieren. Sie dienen
- der Prophylaxe gegen Schulterschmerzen und bei geschwollenen Fingern und Handballen,
- als Selbsthemmung gegen die Spastik,
- dem Wiedererfahren und Spüren der gelähmten Körperhälfte.

Folgende Übungen sind zweckmäßig:
- Einfädeln und beide Hände zu Gesicht und Schultern führen.
- Einfädeln, dann mit beiden Händen ein Glas umschließen und es zum Mund führen.
- Arme zuerst gut und gleichmäßig vorziehen, um sie dann zu heben (Abb. 18.15a).
- Beide Hände zum Boden, zwischen den Beinen, dann abwechselnd über rechtes und linkes Knie führen. (Geht nur, wenn der Patient genügend Gleichgewichtssinn besitzt!; Abb. 18.15b, c.)

18.2.6 Gehen (Abb. 18.16)

Die Gehschulung geschieht zuerst durch die Physiotherapie. Dem Pflegepersonal werden die Hinweise mitgeteilt, die bei dem einzelnen Patienten beachtet werden müssen.
Grundsätzlich gilt:
- Der Patient hat im Stehen das Gleichgewicht und die Gleichgewichtsverlagerung über das betroffene Bein geübt. Er kann mit

100 Hemiplegie

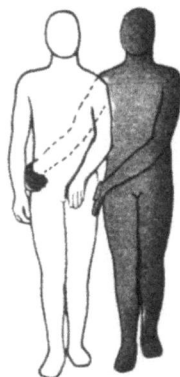

Abb. 18.16. Gehübungen mit Hilfeleistung

dem gesunden Bein kleine Schritte vor und zurück durchführen.
- Der Patient soll Schuhe mit festem Sitz anhaben.
- Hilfeleistungen geschehen immer von der betroffenen Seite aus.
- Gehhilfen werden nur nach Absprache und im Ausnahmefall eingesetzt.

18.2.7 Ernährung

Da bei der Hemiplegie auch Hals, Gesicht und Zunge betroffen sein können, treten als Folge auch Störungen beim Essen und Trinken auf. Auch dieser Aspekt muß so früh wie möglich zusammen mit Pflegepersonal und Ergotherapeuten angegangen werden.
Ziele der Behandlung sind:
- Hemmung der Spastizität,
- Manipulation des Tonus,
- Zurückgewinnung der normalen Funktion.

Nahrungsaufnahme
- Um zum Kauen anzuregen, sollte die Nahrung eine *feste* Konsistenz haben. Für die Flüssigkeit bieten sich Mixgetränke an, die etwas dicker sind und somit für den Patienten kontrollierbarer.
- Zum Essen aufsetzen (im Rollstuhl oder am Tisch), normales Eßgeschirr. Verdickter Stiel von Eßbesteck: dient dazu, daß der Patient besser greifen kann; ein Tellerrand sollte angebracht werden, damit der Patient die Nahrung besser auslöffeln kann.

Eine Non-slip-Matte unter dem Teller dient zu einem rutschfesten Untergrund.
Zum Brotstreichen kann ein Brett mit rechtwinkligem erhöhtem Rand benutzt werden, damit es durch die einhändige Bewegung nicht verrutscht.
- Die Mundpflege durch das Pflegepersonal oder den Patienten selbst wird nach jedem Essen durchgeführt, da Speisereste in der Backentasche der betroffenen Seite oft nicht mit der Zunge entfernt werden können und so die Gefahr der späteren Aspiration besteht, welche eine Pneumonie nach sich ziehen kann.

18.2.8 Blasen-Darm-Entleerung

Mit dem Blasentraining soll so schnell wie möglich begonnen werden – *ohne* Blasenkatheter. Denn der Katheter stellt nur eine zusätzliche Gefahrenquelle dar; es könnten leicht die Fortschritte des Patienten übersehen werden. Denn mit Besserung des Zustands allgemein bessert sich auch der Tonus der Blase.
Es ist wichtig, daß der Rhythmus der Blasenentleerung über Tag und Nacht eingehalten wird und daß dem Patienten hierfür genügend Zeit gelassen wird. Die früheren individuellen Gewohnheiten müssen mit einbezogen werden.
Dieses gilt auch für die Darmentleerung, sog. „Weichmacher", am besten auch natürliche (z. B. Weizenkleie, Metamuzil u. a.), können verwendet werden.
In der Anfangszeit sind Klistiere alle 3 Tage noch nötig, jedoch darf der Zeitpunkt nicht versäumt werden, zu dem die eigenständige Darmtätigkeit wieder einsetzt. Dann sollten Klistiere *gar nicht mehr* zum Einsatz kommen, damit sich der Patient nicht an eine passive Darmentleerung gewöhnt.
Eine ausgewogene Ernährung hilft, die Darmtätigkeit zu unterstützen!

18.2.9 Psychisch-geistige Aktivität

Der Hemiplegiepatient braucht im besonderen Maß die ganzheitliche Betreuung und Pflege.

Die Erreichung einer möglichst großen Unabhängigkeit ist für ihn lebensnotwendig, erfordert aber von allen Beteiligten viel Geduld, Ausdauer und Disziplin. Während des Krankenhausaufenthalts steht zu Anfang der Schock über die plötzliche Krankheitssituation noch sehr im Vordergrund. Danach erleben wir den Patienten oft sehr stimmungsschwankend, in intensiver Trauerarbeit, depressiv, antriebslos oder zuweilen auch aggressiv. Er braucht verständige Menschen um sich und ein Milieu, in dem er so sein darf, wie er sich fühlt. Geborgenheit und Sicherheit sind für ihn ebenso wichtig wie Lob und positive Kritik. Er muß in seinen Bemühungen respektiert und als Persönlichkeit akzeptiert werden.
Nur wenn diese Bedingungen geschaffen werden, wird der Patient zur Mitarbeit motiviert sein und sich kooperativ zeigen.
Gerade wenn das Pflegepersonal mit der Aggressivität des Patienten konfrontiert ist, bedarf es einer genauen Abklärung, ob sich der Patient pflegerisch schlecht behandelt fühlt, ob es wirklich um eine bestimmte Pflegekraft geht oder ob es sich vielmehr um eine Stimmungsphase des Patienten handelt, in der aus seiner Sicht „einfach alles schief läuft".
Die Überlegungen des Personals sind hier sehr wichtig, um richtig auf den Patienten eingehen zu können.
Zur ganzheitlichen Rehabilitation gehören auch die Aktivierung der geistigen Interessen und die Berücksichtigung der seelischen Bedürfnisse.

18.2.10 Sprachprobleme

Eine Aphasie trifft den schon hemiplegischen Patienten besonders hat. Plötzlich sieht er sich von der entsprechenden Umwelt isoliert. Diese neue, fremde Situation erschwert seine ohnehin schon prekäre Lage noch zusätzlich. Niedergeschlagenheit und Mutlosigkeit können zu enormen Leistungsschwankungen führen.
Diese Situation stellt an das Pflegepersonal besondere Anforderungen:

- Dem Patienten Mut zusprechen und ihn auf Fortschritte aufmerksam machen.
- Seine Mutlosigkeit nicht als „schlechte Laune" werten, sondern als eine verständliche Reaktion auf seine Krankheit, auf das Nichtsprechen können.
- Ihn als Erwachsenen nehmen, auch wenn er nicht sprechen kann, denn Aphasie ist schließlich *keine* geistige Behinderung.
- Zeit haben und dem Patienten Zeit geben.

Menschen mit einer Aphasie spüren sehr genau, ob wir Geduld haben. Der Patient versteht kaum oder nicht was man ihm sagt. Deshalb:

- Ruhig und deutlich, in kurzen Sätzen sprechen, aber *kein* Telegrammstil.
- In kurzen Sätzen sagen, was der Patient tun soll.
- Nie in Gegenwart des Patienten über ihn sprechen.
- Nicht einfach stumm pflegen, sondern immer mit dem Patienten kommunizieren.
- Dem Patienten helfen, wenn er etwas benennen will.

Wichtig ist auch die Anmeldung bei der Logopädie, da sie die Probleme exakter beurteilen und darauf eingehen kann.
Der aphasische Patient findet oft nur schwer den Zugang zu der sprechenden Umwelt. Das Pflegepersonal stellt, besonders am Anfang der Krankheit, einen wichtigen Teil dieser Umwelt dar. Es liegt an diesen Menschen, dem Patienten den Zugang zur Umwelt zu erleichtern.

18.2.11 Fasziooorale Therapie

Ein Hemiplegiker mit einer Faszialisparese hat den typisch verzogenen Mundwinkel; bei ausgeprägter Form ist die ganze Gesichtshälfte mit verzogen.
Zu dieser äußerlichen, so augenscheinlichen Schädigung kommen jedoch noch innere dazu, die eigentlich viel schwerwiegender sind.
Folgende Probleme sind damit verbunden.

- Inkompletter Lippenschluß:
  → Speichel fließt ungehindert aus dem

Mund, Schwierigkeiten bei der Nahrungsaufnahme und Verarbeitung.
- Schwierigkeit beim Öffnen des Mundes:
  → oft durch Furcht vor Schmerzen, Spastizität.
- Verminderte Funktion der Wangenmuskulatur:
  → gestörter Kauakt, Speisereste bleiben im Mund, Fäulnisbildung.
- Verminderte Zungenfunktion:
  → gestörter Kau-/Schluckakt, Sprechprobleme.
- Reduzierte Sensorik der Zunge, teilweiser Verlust des Geschmacksempfindens:
  → Konsistenzen können nicht ausreichend bestimmt werden.
- Beeinträchtigung der Gaumensegel- und Kehldeckelfunktion:
  → Schluckstörungen, Aspirationsgefahr.
- Reduzierte Mimik.

Durch gezielte Übungen kann die Stimulation oder Lockerung (je nach Tonuslage) der betroffenen Muskulatur erreicht werden.
Diese Übungen dienen als Vorbereitung für Eß-, Kau-, Schluck- und Sprechbewegungen.
Dabei ist die Körperhaltung des Patienten sehr wichtig.
Der Betreuende befindet sich auf der Hemiseite oder hinter dem Patienten. Der Patient sollte
- möglichst gerade sitzen (Stuhl oder Rollstuhl),
- den Rücken evtl. gestützt haben,
- die Schultern leicht nach vorn beugen,
- die Hüfte in Flexion haben (Beugung),
- die Füße fest auf dem Boden stehen haben oder auf einer Stütze,
- die Arme angewinkelt auf einen Tisch legen,
- den Kopf leicht nach vorn halten, so daß die hinteren Halswirbel leicht gestreckt sind.

a) *Kieferkontrolle*
Von der Seite (Abb. 18.17):
- linke Hand liegt unter dem Kinn des Patienten,
- Mittelfinger liegt unter dem Mundboden, mit leichtem Druck,
- Zeigefinger liegt unter der Unterlippe,
- Daumen liegt am Kiefergelenk.

Von vorn (Abb. 18.18):
- Daumen liegt unter der Unterlippe des Patienten,
- Zeigefinger bis zum Jochbein führen,
- Mittelfinger liegt am Mundboden.

b) *Fazilitation des Gesichts*
- Mit dem Mittelfinger und Daumen von der Nasenwurzel zum Mund herunterstreichen.
- Von der Nasenwurzel zur Oberlippe herunterstreichen.
- Vom Kinn heraufstreichen zur Unterlippe, etwas vorziehen.
- Mit dem feuchten Zeigefinger über die Lippen fahren. Diese teilt man in 4 Abschnitte ein und streicht von außen nach innen.

c) *Fazilitation der Kieferöffnung* (falls notwendig; Abb. 18.19)
- Hand liegt unter dem Kinn.
- Daumen liegt unter der Unterlippe.
- Das Kinn wird gelockert durch leichtes Auf- und Abbewegen des Unterkiefers sowie Hin- und Herbewegen des Kinns.

d) *Fazilitation des inneren Mundbereichs*
- Mit den Fingern über das Zahnfleisch streichen (wie bei den Lippen, s. dort).
- Finger drehen, Wange außen zwischen Daumen und Zeigefinger nach vorne ziehen.

e) *Fazilitation der Zunge*
- Kreisende Bewegungen unter dem Kinn.
- Zunge evtl. mit einem Gazetuch vorziehen.
- Bei Spastizität Vibrieren der Zunge.
- Mit dem Zeigefinger den äußeren Rand der Zunge von vorn nach hinten betupfen.
- Einen Spatel mit der Zunge wegdrücken lassen.

f) *Fazilitation des Gaumens*
- Zunge unten halten, Gaumen mit Zeigefinger von vorn nach hinten betupfen.

g) *Tapping (klopfen)*
- Leichtes Beklopfen beider Gesichtshälf-

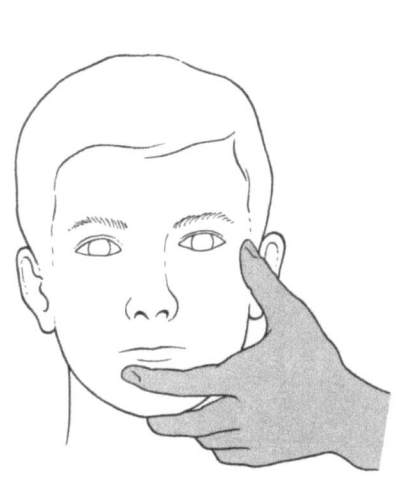 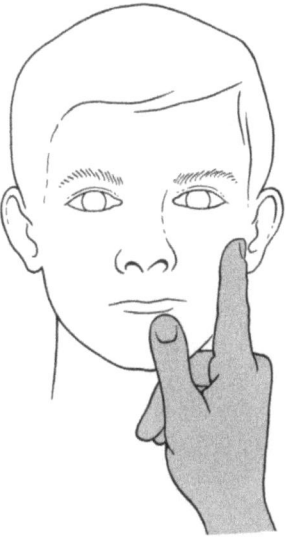 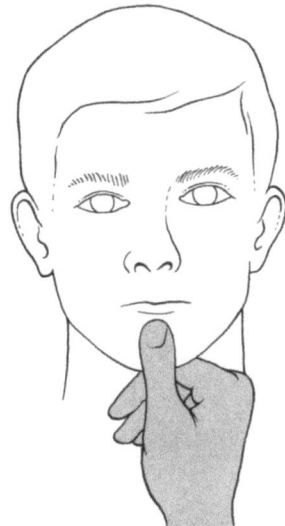

Abb. 18.17. Kieferkontrolle von der Seite   **Abb. 18.18.** Kieferkontrolle von vorn   **Abb. 18.19.** Fazilitation der Kieferöffnung

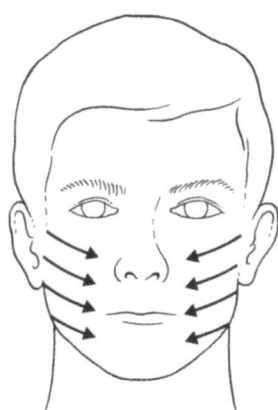

Abb. 18.20. Tapping

ten mit den Fingerkuppen von unten nach oben (Abb. 18.20).

h) *Spezielles beim Eßtraining*
- Patient soll Speisen sehen und riechen können, da diese beiden Sinneswahrnehmungen mit dem Schluckzentrum in Verbindung stehen.
- Je nach Toleranz des Patienten möglichst saure oder salzige Speisen, da sie den Speichelfluß anregen.

- Löffel nur mäßig füllen, waagerecht in den Mund führen.
- Vorderes Zungendrittel dabei herunterdrücken.
- Vor erneuter Gabe den Mund leeren lassen.
- Konsistenzveränderungen dem Patienten zeigen/ankündigen.

Normalen Schluckakt s. Abb. 18.21.

i) *Spezielles beim Trinktraining* (Abb. 18.22 und 18.23)
- Bei Aspirationsgefahr mit dickflüssigen Getränken beginnen.
- Trinkgefäß nur halb füllen.
- Unter Kieferkontrolle Becherrand an die Unterlippe setzen, bei Berührung der Zähne kann es zum Beißreflex kommen.
- Kleine Schlucke nehmen lassen mit anschließender Pause.

j) *Mundhygiene* (Abb. 18.24)
- Nach jeder Mahlzeit!
- Zum Ausspucken des Zahnwassers Mittelfinger unter das Kinn des Patienten, Daumen und Zeigefinger liegen auf der Wange. Sie formen den Mund zur „Schnute".

104　Hemiplegie

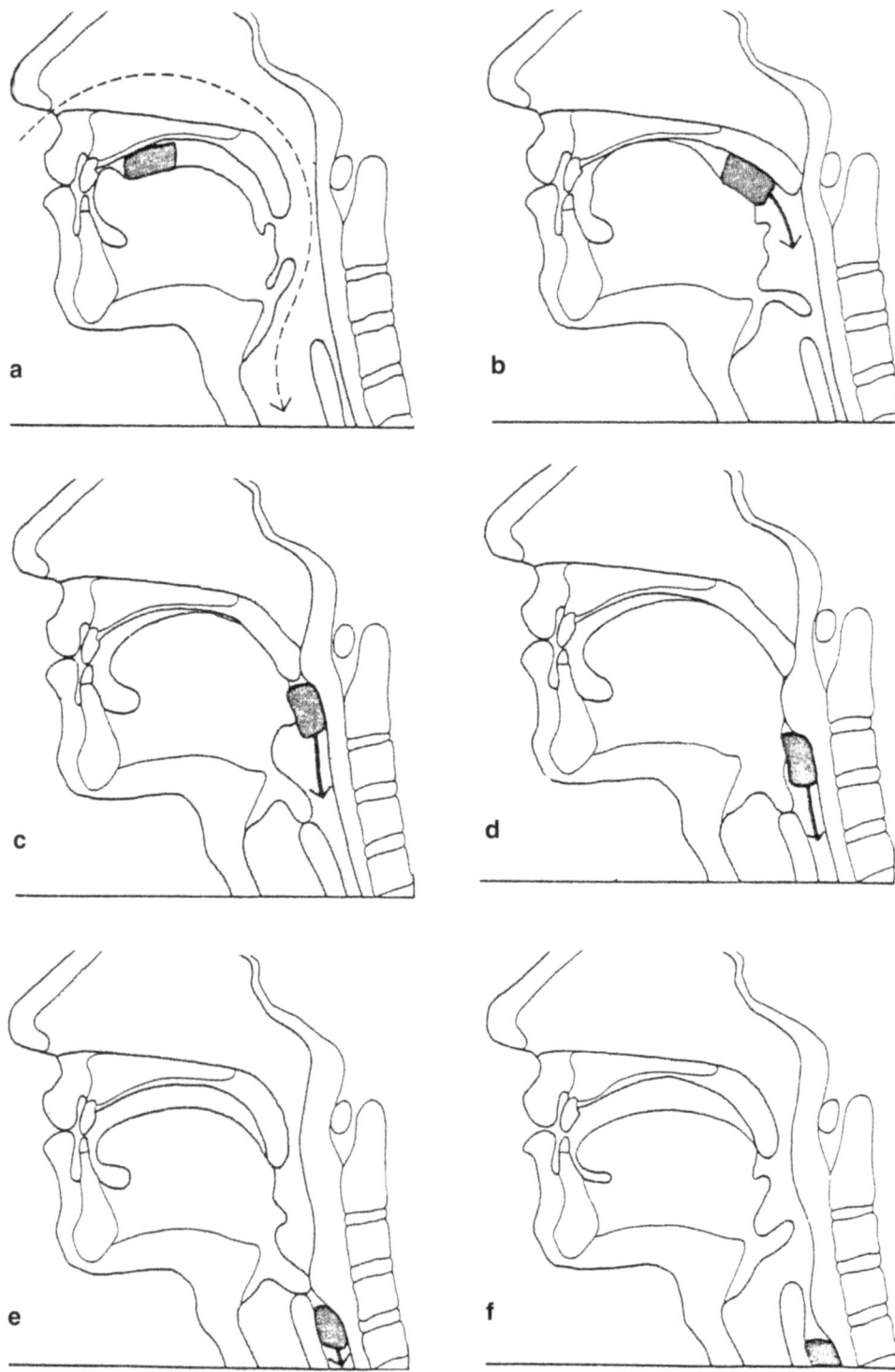

Abb. 18.21a–f. Der normale Schluckakt

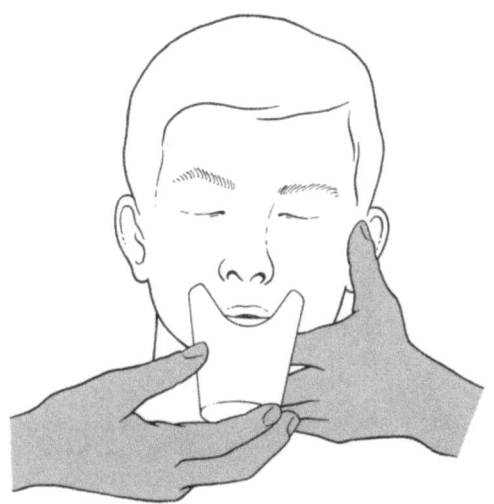

Abb. 18.22. Trinken mit dem Becher

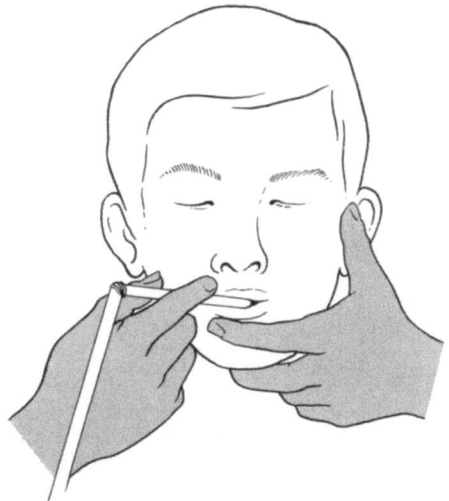

Abb. 18.23. Trinken mit dem Strohhalm

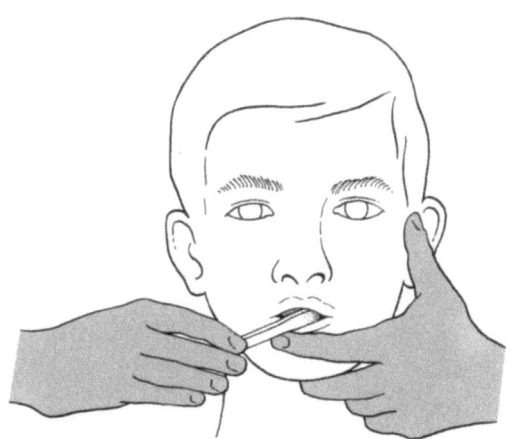

Abb. 18.24. Zähne putzen

19 #Nervenverletzungen im peripheren Nervensystem

Verschiedene Schädigungen und Ursachen

1) Direkte Nervenschädigung
- Teildurchtrennungen peripherer Nerven,
- Vollständige Durchtrennung peripherer Nerven,

Jeweils immer durch äußerliche Verletzungen bedingt.

2) Indirekte Nervenschädigung
Nervenschädigung durch Druck oder Zug, häufig verletzungsbedingt, ohne daß bei der Verletzung der Nerv selbst geschädigt werden muß.
So kommt es erst sekundär nach den Verletzungen zur Einmauerung von Nerven durch Narbengewebe oder Knochenappositionen und damit zur Druckschädigung.
Diese Druckschädigung kann ferner durch Tumorwachstum entstehen, sog. tumorbedingte Ummauerung.

Schädigung peripherer Nerven

Allgemeine Symptomatik

Bei den meisten peripheren Nerven handelt es sich um gemischte Nerven, die sowohl sensible, motorische als auch vegetative Fasern führen. Dementsprechend groß ist das Spektrum der Ausfälle, wobei dieses auch noch von der Art der Schädigung abhängt:

- *Sensible Störung*
  Minder-/Mißempfindungen im Bereich des jeweiligen Hautversorgungsgebietes bezüglich Schmerz-, Temperatur- und Tastsinn.
- *Motorische Störung*
  Da die Vorderhornzelle mit ihrer Ableitung gestört ist, folgt Parese mit schlaffem Tonus. Bei längerer bestehender Parese Muskelatrophie.

Die Schwere der Parese wird entsprechend der Muskelkraft in 6 Grade unterteilt:

0 =	keine Muskelaktivität, Plegie,
1 =	sichtbare Muskelkontraktion, ohne Bewegungseffekt,
2 =	aktive Bewegung mit Hilfestellung,
3 =	aktive Bewegung entgegen der Schwerkraft,
4 =	aktive Bewegung gegen Widerstand,
5 =	normale Muskelkraft.

Muskeleigenreflexe sind nicht auslösbar wegen Unterbrechung des #Reflexbogens.
Folgende Reflexe können – bei Schädigung der entsprechenden Nerven – nicht ausgelöst werden (s. auch Abb. 19.1a–c):

#Reflex:	Geschädigter Nerv:
Trizepssehnenreflex	→ N. radialis
Bizepssehnenreflex	→ N. musculocutaneus
Brachioradialisreflex	→ N. radialis
Patellarsehnenreflex	→ N. femoralis
Tibialis-posterior-Reflex	→ N. tibialis
Achillessehnenreflex	→ N. tibialis

- *Vegetative Störung*
  Verminderte oder ganz fehlende Schweißsekretion des vom geschädigten Nerven versorgten Hautgebietes.
  Durchblutungsstörung im Versorgungsgebiet des betroffenen Nerven.

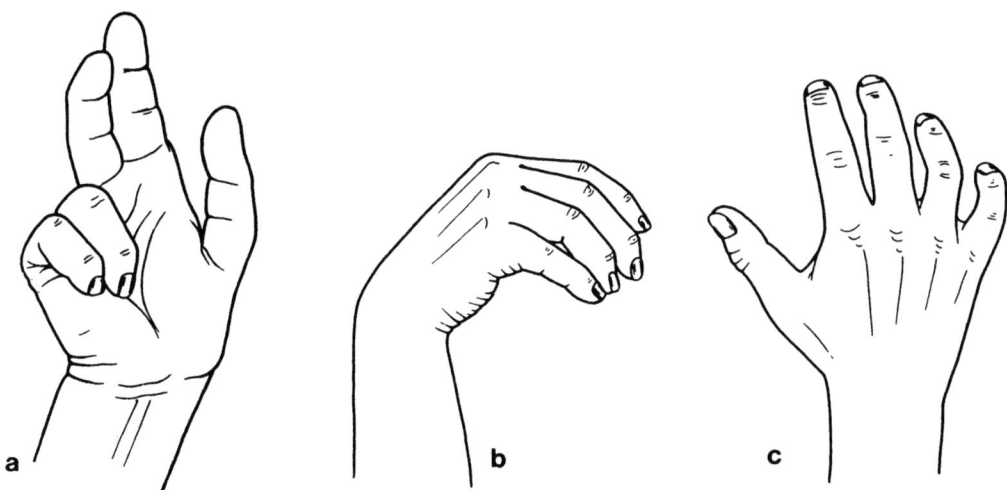

Abb. 19.1a–c. Reflexstörungen infolge von Nervenschädigungen. **a** Schwurhand bei Lähmung des N. medianus; **b** Fallhand bei Lähmung des N. radialis; **c** Krallhand bei Lähmung des N. ulnaris

Nach anfänglicher verstärkter Hautdurchblutung tritt später eine Durchblutungsminderung und folglich eine typische Veränderung der Haut, z. T. auch des Knochens auf.

- *Kausalgie*

Dieses Symptom tritt meist bei einer Teilschädigung peripherer Nerven auf.
Es ist gekennzeichnet durch brennende Schmerzen des Versorgungsgebietes des betroffenen Nerven, die anfallsartig verstärkt auftreten.
Die Kausalgie beruht offenbar auf der Teilschädigung sensibler und sympatischer Fasern, die innerhalb des Nerven miteinander Kontakt bekommen.

- *Schmerzen*

Im allgemeinen können Schmerzen bei der Schädigung peripherer Nerven auftreten, meist wenn keine vollständige Parese vorliegt. Bei vollständiger Parese sind keine Schmerzen mehr vorhanden.
Ferner können auch sog. „Phantomschmerzen" auftreten, d. h. der Patient verspürt Schmerzen auch bei vollständiger Nervendurchtrennung, wenn also die Innervation gar nicht mehr gewährleistet ist (häufig auch bei Patienten mit amputierter Extremität).

Diagnostik

Bei direkter Nervenschädigung gibt bereits die routinemäßige neurologische Untersuchung Auskunft darüber, welcher Nerv geschädigt ist.
Bei einer indirekten Nervenschädigung ist es schwieriger, den Ort der Schädigung ausfindig zu machen. Für eine entsprechende Therapie ist dies jedoch unerläßlich.
Schwierigkeiten bereitet oft die sich überlappende Hautversorgung an der Grenze des Versorgungsgebietes zweier Nerven. Der Nervenverlauf muß also mittels klinischer Untersuchung genau abgetastet werden und zwar mittels

- #Elektroneurographie und
- Elektromyographie.

Komplikation

Durch die Aussprossung an den Nervenfasern, bei Durchtrennung, aus dem proximalen Nervenstumpf kann es zu Bildung eines #Neuroms kommen.
Neurome sind „Verklumpungen" dieser Aussprossung an der Nervenfaser, die, wenn sie oberflächlich liegen, schon bei leichter Haut-

berührung erhebliche Schmerzen auslösen können.
(Daher sollte auch bei Auftreten von „Phantomschmerzen" die Möglichkeit eines tieferliegenden Neuroms bedacht werden.) Ein Neurom muß in der Regel reseziert werden.

Therapie

- *Neurolyse*
  Neurolyse ist ein operativer Eingriff, bei dem ein Nerv aus seiner Umgebung gelöst wird.
  Diese Freipräparierung einzelner Nervenfaserbündel, Faszikel, geschieht mit Hilfe eines Operationsmikroskops und wird auch „intrafaszikuläre Neurolyse" genannt.
  Sie wird *bei indirekter Nervenschädigung* angewendet.
- *Nervennaht*
  Hierbei wird während einer Operation der proximale mit dem distalen Nervenstumpf verbunden. So können die einzelnen Nervenfasern im distalen Stumpf zum Erfolgsorgan wachsen, wobei sie die funktionslos gewordenen Fasern des distalen Nerventeils nur als biologische Schiene benutzen.
  Die Nervennaht wird *bei direkter Nervenschädigung* angewendet.
- *Autologe Nerventransplantation*
  Hierbei wird ein körpereigener Nerv an den Defekt des wieder zu vereinigenden Nerven eingenäht.
  Das Transplantat wird überwiegend aus dem N. sularis, dem Wadennerven, der nur sensible Fasern führt, entnommen. Falls es sich um sehr feine Nervenenden handelt, kann auf eine Naht ganz verzichtet werden, indem über die beiden Nervenenden eine Silikonhülse gelegt wird, um den Zusammenhalt zu gewährleisten.
  Diese Nerventransplantation wird *bei direkten Nervenschädigungen* durchgeführt.

Beurteilung

Man rechnet etwa 1 mm Wachstumsgeschwindigkeit von Nervenfasern pro Tag. So kann das Ergebnis einer Nervennaht, z. B. am Oberarm, erst nach einem Jahr beurteilt werden.
Grundsätzlich ist außer der Vereinigung durchtrennter Nerven auch eine Umpflanzung eines Nerven bei Funktionsausfall möglich. Dies wird von Fall zu Fall entschieden; das Vorgehen kann z. T. durch Methoden der plastischen Wiederherstellungschirurgie ergänzt oder ersetzt werden.

Nachbehandlung

Abhängig von Ort und Art einer Nervenoperation ist eine vorübergehende Ruhigstellung der betroffenen Extremität notwendig.
Die Behandlung mit Reizströmen steigert nicht die Leistungsfähigkeit des Patienten, dient aber – wenn auch umstritten – bei der Verhinderung von Muskelatrophien.
Am wichtigsten ist die krankengymnastische Übungsbehandlung. So können Gelenkkontrakturen umgangen werden, und die Gebrauchsfähigkeit der von der Nervenschädigung betroffenen Extremität bleibt erhalten.
Unabdingbar notwendig ist die *Mitarbeit des Patienten*.

20 #Diskushernie

Anatomie

Die 23 Bandscheiben der menschlichen Wirbelsäule dienen als Polster und Stoßdämpfer unseres Achsenorgans Wirbelsäule. Durch das funktionelle Zusammenwirken zwischen Faserring und Gallertkern entsteht die nötige Elastizität der Wirbelsäule (Abb. 20.1).
Diese ist ja ständig einer enormen Belastung ausgesetzt, was dazu führt, daß es zu entsprechenden Verschleißerscheinungen kommen kann – je nach Beanspruchung.

Differenzierung

Die häufigsten Bandscheibenschäden treten um den 4. und 5. Lendenwirbel auf. Hier ist die *Druckbelastung* und die Beweglichkeit der Wirbelsäule am größten.
Unter dem Einfluß einer Vielzahl solcher Belastungen kann es stufenhaft zu folgenden Schädigungen kommen:

1) *#Bandscheibenprotrusion* (Abb. 20.3)
Am Faserring der Bandscheibe kommt es zu kleinen Einrissen.
– Diese führen zur Verlagerung des Gallertkerns.
– Einrisse vergrößern sich.
– Gallertkern drückt in diese Spalte.
– Vorwölbung der Bandscheibe.

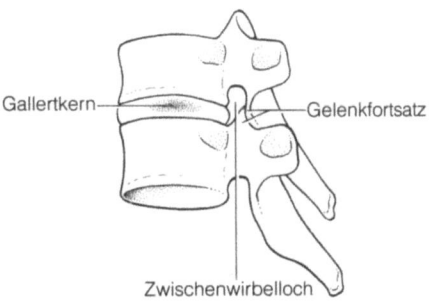

Abb. 20.1. Physiologische Stellung der Bandscheiben und Gelenkfortsätze in gestreckter Haltung

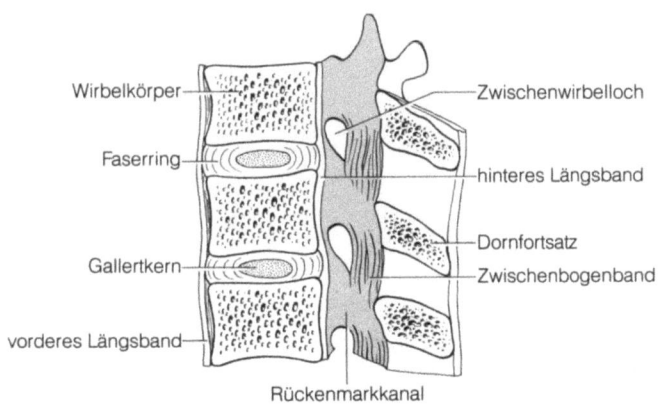

Abb. 20.2. Bandscheiben und Wirbelkörper im Längsschnitt

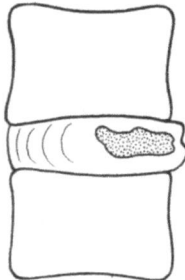

Abb. 20.3. Bandscheibenprotrusion

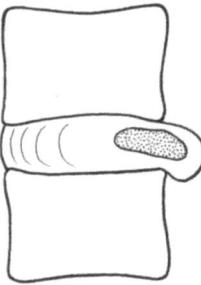

Abb. 20.4. Bandscheibenprolaps

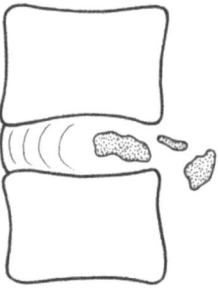

Abb. 20.5. Sequestrierender Bandscheibenprolaps

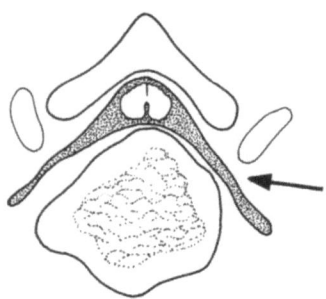

Abb. 20.6. Diskushernie (Queransicht)

2) #*Bandscheibenprolaps* (Abb. 20.4)
Gallertkern und Bandscheibe treten ganz aus dem Faserring.
3) #*Sequestrierter Bandscheibenprolaps* (Abb. 20.5)
Gallertkern schert ganz aus dem Prolaps aus.
Folge: Keine feste Verbindung mehr zwischen Bandscheibe und abgeschmertem Gewebe.
4) #*Diskushernie* (Abb. 20.6)
Ausgedehnter Prolaps.

Symptome und Auswirkungen

Die funktionelle Bedeutung der Diskushernie besteht in der Irritation und den Druckschäden, die sich auf das Rückenmark und die Spinalwurzeln auswirken.
Außerdem kommt es zu Druck-/Zugerscheinungen am hinteren Längsband. Die Folgen sind:

- Schmerzen im Bereich der Hernie,
- ausstrahlende Schmerzen, entsprechend der Spinalwurzeln, die komprimiert sind,
- Blutversorgungsstörungen,
  Folge: #Paresen,
- neurologische Ausfälle,
  Folge: #Parästhesien,
- hartgespannte Rückenmuskulatur,
- Bewegungsblockierung, erfordert Schonhaltung.

Diagnostik

- Lumbosakrale Myelographie:
Kontrastmitteldarstellung des Lumbalkanals, um Einengungen deutlich zu machen. Patient muß nach der Untersuchung zunächst ca. 4 h aufrecht sitzen/liegen, um zu verhindern, daß das Kontrastmittel ins Hirn aufsteigt. Nach dieser Zeit sollte es, da wasserlöslich, resorbiert sein. Auftretende Kopfschmerzen sollten dem Arzt mitgeteilt

werden. Weitere Überwachungsmaßnahmen sind nicht erforderlich.
- CT mit Kontrastmittel.

Therapie

Die konservative Therapie ist möglich, sie besteht in körperlicher Schonung. Harte Matratze, Bettruhe, entlastende Lagerung für die Wirbelsäule, Streckbehandlung mit Extensionsgeräten, verspannungslösende Bäder und Schmerzmedikation dienen dazu, der Schonhaltung entgegenzuwirken. Führen diese Maßnahmen zu keiner Besserung, muß nach erneuter Diagnostik die Operation in Betracht gezogen werden.

- Dringliche Operationsindikation: Beim #„Caudasyndrom", d. h. wenn Blasen und Mastdarmstörungen auftreten.
- Absolute Operationsindikation: Bei vorhandenen Paresen einzelner Muskeln, insbesondere wenn nach längerer Schmerzperiode der Schmerz akut aufhört und zugleich eine Parese auftritt (Wurzeltod!).

Die Operation besteht in der #„Laminektomie": Entfernung des Wirbelbogens, entweder ein- oder beidseitig; weiter wird eine Inzision des Faserrings der Bandscheibe im Vorfallsbereich durchgeführt, der Gallertkern ausgeräumt und evtl. Sequester entfernt (wenn vorhanden). Der leere Raum wird später vom Körper selbst bindegewebig verschlossen.

Pflege des laminektomierten Patienten

Patient kommt in vital gutem, noch schläfrigem Zustand auf die Abteilung, Aufenthalt im Wachsaal in der Regel nicht erforderlich:
- Neurologische und Kreislaufkontrollen solange, bis der Patient voll wach und ansprechbar ist.
  Besondere Aufmerksamkeit ist der Sensibilität und Motorik der unteren Extremitäten zu widmen. Bei Störungen umgehend den Arzt informieren!

Patient hat evtl. 1–2 Redondrainagen und frische Operationswunde:
- Vakuum kontrollieren/herstellen, Abfluß gewährleisten.
- Bei Ablauf im Normbereich Drainage am 1. bis 2. postoperativen Tag im Ganzen ziehen.
- Regelmäßige Kontrolle des Verbandes, Druck auf Wunde vermeiden, Wundfäden werden meist zwischen dem 10. und 12. postoperativen Tag entfernt, wegen kleiner Wunde in der Regel keine Teilfäden.

Patient hat venösen Zugang mit osmolarer Lösung, um Volumen auszugleichen:
- Infusionskontrolle, nach Verordnung bestimmte Menge infundieren, entfernen des venösen Zugangs meist am 1. postoperativen Tag.

Patient sollte am Operationstag nach ca. 8 h evtl. etwas Tee zu sich nehmen, hat speichelhemmende Medikamente bekommen (Atropin), feste Nahrung erst am 1. postoperativen Tag:
- Mundpflege oder Mund spülen lassen.
- Bei oraler Flüssigkeitszufuhr Erbrechen mit einkalkulieren.

Patient hatte Intubationsnarkose:
- Auf Miktionsstörungen achten. Den Patienten fragen, ob er einen Druck auf der Blase verspürt. Falls ja und trotzdem kein Urin gelöst werden kann, Versuch mit feuchter Wärme, ansonsten einmal katheterisieren. Verlauf beobachten.
  Verspürt der Patient keinen Druck und hat er sonst keine Sensibilitätsstörungen, kann bis zum 1. postoperativen Tag zugewartet werden, bevor evtl. weitere Konsequenzen gezogen werden müssen.

Patient muß Wirbelsäule entlasten. Lagerung im Bett:
- Ca. bis zum 3. oder 4. postoperativen Tag kein selbständiger Lagewechsel möglich.
- *Wirbelsäule darf nicht in sich gedreht werden!* Der Patient soll möglichst von 2 Personen im Ganzen gedreht werden (ohne Verkrümmung der WS!).
- Bei jedem Lagewechsel neues Fell einbetten (2 reichen zum Wechseln).

Bis zur Mobilisation 2- bis 4stündlich umlagern, Rückenlage erst ab ca. 2. postoperativen Tag.
Polstern im Rücken, nicht im Wundbereich (!), zwischen den Knien, evtl. Stütze im Gesäß.
Hautbeobachtung → Dekubitusgefahr.

Patient kann meist am 1. bis 2. postoperativen Tag mobilisiert werden:
- Patient an die Bettkante drehen, Oberkörper und Beine zugleich in Sitzposition bringen. *Wirbelsäule darf nicht abgeknickt werden, weder lateral noch dorsal oder ventral!* Sitzposition vorerst nur zum Aufnehmen, da äußerst ungünstig wegen Druckbelastung der Wirbelsäule.
- Patient sollte nur liegen, stehen oder laufen.
- Nach Stabilisierung im Wundbereich kann Diskushernienstuhl angepaßt werden.
- Auch der schon voll mobilisierte Patient sollte stets auf eine gerade Wirbelsäulenhaltung achten.
- Bei noch vorhandenen Schmerzen leichte Analgetika verabreichen.

Patient ist postoperativ von folgenden Immobilisationsschäden bedroht: erhöhte Gerinnbarkeit des Blutes (→ Thrombose) und Obstipationsgefahr
- Antithrombosestrümpfe im Bett und außerhalb des Bettes.
- Alle 3 Tage Stuhlgang einleiten, falls nötig, dann entweder
  Bettopf (→ Rücken polstern) oder
  Klostuhl (→ erhöhtes, gerades Sitzen anstreben).
- Physiotherapie.

Körperliche Schonung muß noch mindestens ein weiteres halbes Jahr eingehalten werden, wobei insbesondere schweres Heben und Heben aus gebückter Stellung sowie längeres Sitzen vermieden werden soll.

Postoperative Pflege bei zervikaler Diskushernie

Die pflegerischen Maßnahmen am Operationstag sind die gleichen wie die bei operierten Patienten nach lumbaler Diskushernie.
Hier muß v. a. das Abknicken der Halswirbel vermieden werden.
Der Patient kann insgesamt genauso schnell, aber unkomplizierter mobilisiert werden. Gleich nach der Operation bekommt er einen *Schanzschenkragen* angepaßt, welchen er anfänglich *immer* tragen muß, später dann nur in nichtliegender Position.
Im Liegen empfiehlt es sich, anfangs den Kopf in gerader Position links und rechts mit Sandsäcken zu stabilisieren, um eine unbedachte Bewegung zu vermeiden.
Der Patient muß den Kragen auch nach der Entlassung noch tragen. Die *Ursache* für zervikale Diskushernien ist meist eine knöcherne Bandscheibe bei osteoarthritischer Spondylosis (= Bandscheibendegeneration, dadurch bedingtes Verschieben zweier Wirbelkörper).
Ein Patient mit Diskushernie bleibt in der Regel 3-4 Wochen im Krankenhaus. Krankengymnastische Nachbehandlung ist erforderlich. Der Patient muß gut aufgeklärt werden, damit er sich auch zu Hause ohne ständige Kontrolle und Korrektur richtig verhalten kann und Komplikationen ausgeschlossen bleiben. Mit der Anleitung hierfür sollte gleich nach der Operation begonnen werden, um die Selbständigkeit zu fördern und Ängste und Bedenken rechtzeitig aufzufangen und abzubauen.

21 Rückenmarkverletzungen

Ursachen

- Wirbelfrakturen, z. B. durch Kopfsprünge in flache Gewässer, Autounfälle und Stürze aus großer Höhe,
- Stich- und Schußverletzungen,
- Tumoren/Metastasen,
- Diskushernien,
- Entzündungen (Myelitis),
- Osteolysen,
- Myelomalazien,
- multiple Sklerose.

Pathophysiologie

Ein Viertel aller Wirbelfrakturen führt zur Mitschädigung des Rückenmarks oder der spinalen Nervenwurzel.
Offene Verletzungen des Rückenmarks, so durch Trauma, bergen die Gefahr einer Infektion.
Die Weite des Wirbelkanals und die Beweglichkeit des Rückenmarks spielen bei der Ausdehnung der Schädigung eine wesentliche Rolle. So steht der Medulla oblongata im Bereich des 1. und 2. Halswirbels sehr viel Raum zur Verfügung, so daß selbst bei massiven knöchernen Verletzungen dennoch selten neurologische Ausfallserscheinungen auftreten.
Auch an der Lendenwirbelsäule finden bei schweren knöchernen Verschiebungen die Fasern der Cauda equina meist noch genügend Ausweichraum.
Ob und welcher Schaden im Rückenmark auftritt, ist weitgehend unabhängig von evtl. gleichzeitiger Zerstörung des Knochen-Band-Apparates der Wirbelsäule.

Für die Ausprägung des klinischen Bildes sind die direkten traumatischen Schäden und die sich daran anschließenden bioelektrischen, biochemischen und zellulären Reaktionsabläufe ausschlaggebend:
Im Moment der Läsion des Rückenmarks kommt es zu einer Zellschädigung nicht nur des Rückenmarks, sondern auch der ver- und entsorgenden Gefäße, insbesondere der grauen Substanz.
→ Entwicklung eines Gefäßspasmus.
→ Durchblutungsstörung.
→ Ödemausbildung.
→ Gewebsuntergang (sekundär).
→ Einblutung ins nekrotische Gebiet möglich. Daraus resultiert die Blutung ins Mark (#Hämatomyelie).
Ist der Prozeß des Gewebsuntergangs zum Stillstand gekommen, verflüssigt sich das nekrotische Gewebe.
→ Rückresorption der Rückenmarkswunde.
→ Reparaturphase mit gliöser Narbenbildung.

Spinaler Schock

Der #spinale Schock entsteht dadurch, daß plötzlich bahnende Impulse aus den höher gelegenen Zentren, insbesondere der Pyramidenbahn, wegfallen.
Daraus ergibt sich folgendes Bild:

- → Völliger Funktionsausfall, unterhalb der Rückenmarkläsion.
- → Aufhebung sämtlicher Reflexe.
- → Aufhebung sämtlicher Bewegungsmöglichkeiten (unterhalb der Läsion).
- → Totale Gefühlsstörung.
- → Blasen- und Darmlähmung.

→ Durch vegetative Störung extreme Weitstellung der Gefäße unterhalb der Läsion.
→ Unter Umständen Versacken des Blutes in den Darmvenen.
→ Damit zusätzlicher hypovolämischer Schockzustand.

Der spinale Schock kann wenige Stunden, aber auch Tage bis Wochen andauern.
Die Phase des spinalen Schocks ist dann beendet, wenn autonome Funktionen unterhalb der Rückenmarkläsion wiederkehren.

Höhe der Verletzung und Folgen

Je nach Lokalisation der Rückenmarkläsion entstehen bestimmte Bilder der #*Querschnittslähmung*.

Oberhalb C 4
Funktionsausfälle:
Vollständige Lähmung der Atem- und Atemhilfsmuskulatur sowie Zwerchfellähmung; vollständige Lähmung der Extremitäten.
Funktion:
Bei Überleben nur Bewegung der Gesichtsmuskulatur.

Unterhalb C 5
Funktionsausfälle:
Eingeschränkte Atmung.
Funktion:
Bauchatmung über das Zwerchfell meist ausreichend.

Unterhalb C 6
Funktionsausfälle:
eingeschränkte Atmung.
Funktion:
Eigenständige Streckung der Hand und im Handgelenk möglich.

Unterhalb C 7/C 8
Funktionsausfälle:
Eingeschränkte Atmung.
Funktion:
Streckung im Ellengelenk,
Bewegung der Schultergelenke,
Stehtraining möglich,
selbständige Steuerung eines Automatikpersonenwagens.

Unterhalb Th 1–5
Funktionsausfälle:
Beine, Bauch- und Beckenmuskulatur gelähmt,
Bauchpresse fehlt,
Interkostalmuskulatur gelähmt.
Funktion:
Obere Extremitäten sind voll funktionsfähig.

Unterhalb Th 6–12
Funktionsausfälle:
Interkostalmuskulatur und Bauchmuskulatur nur teilgelähmt.
Funktion:
Rückenmuskulatur intakt, Sitzbalance kann gehalten werden.

Unterhalb L 1–5
Funktionsausfälle:
Untere Extremitäten sind gelähmt.
Funktion: Geringe Beugung in dem Hüftgelenk,
Bauchmuskulatur intakt,
bei L 4–5 Fußanheben möglich.

Unterhalb S 1
Funktionsausfälle:
grobe Ausfälle der Blasen-, Darm- und Sexualfunktion.
Funktion:
Gehen möglich,
Gefühlsstörung.

Cauda-equina-Läsion
Funktionsausfälle:
Lähmung oder Störung der Blasen-, Darm- und Sexualfunktion.
Funktion:
Blasen-, Darm- und Sexualfunktion können auch einzeln betroffen sein.

Diagnostik

Im Allgemeinen:
- Prüfung der Vitalfunktionen,
- nativ Röntgenaufnahme,

- CT,
- neurologischer Status.

Bei Tumoren:
- Myelographie,
- Hirnszintigraphie,
- Knochenszintigraphie,
- Metastasensuche.

Bei Entzündungen:
- Blutkulturen,
- Titer-Test,
- Lumbalpunktion.

Therapie

Bei Trauma:
- operative Stabilisierung,
- Gipsbett, Extension.

Bei Tumoren:
- operative Resektion,
- Osteosynthese,
- Chemo-, Radiotherapie.

Bei Entzündungen:
- liquorgängige Antibiotika,
- Kortison,
- Vitamin B$_1$.

Pflege des Paraplegikers bzw. Tetraplegikers

In der Phase des spinalen Schocks muß der Patient auf einer Intensivstation betreut werden, da er stark vital gefährdet ist. Wird der Patient nach einem operativen Eingriff, nach abgeschlossenem spinalen Schock auf die Abteilung verlegt, ergibt sich folgende Pflegeproblematik:

1) Pflegeproblem:
Kein selbständiger Lagewechsel möglich.
→ Gefahr von Dekubitalgeschwüren,
→ Gefahr von Ossifikation (Verkalkung),
→ Kontrakturgefahr.
Pflegeziel:
- Intakte Hautverhältnisse.
- Trotz Bewegungseinschränkung keine Schädigung am Bewegungsapparat.

Pflegemaßnahme:

- Hautbeobachtung, besondere Hautpflege.
- Bei stabiler Wirbelsäule Lagewechsel nach Plan alle 2 h in physiologischer Stellung.
- Antidekubitusmatratze und Wechseln der Elemente.
- Physiotherapie mindestens 2mal täglich.

2) Pflegeproblem:
Bradykardie.
→ Sauerstoffminderversorgung,
→ evtl. Herzrhythmusstörung, Herzstillstand.
Pflegeziel:
Ausreichende Sauerstoffversorgung ist gewährleistet.
Pflegemaßnahme:

- Sauerstoffsonde,
- Herz-Kreislauf-Überwachung,
- evtl. Herzschrittmacher,
- medikamentöse Gabe von Atropin (nach Verordnung),
- evtl. Monitorüberwachung,
- Herzdruckmassage und Beatmung.

3) Pflegeproblem:
Hypotonie.
→ Arteriell: Schock, Nierenversagen,
→ Venös: Thrombose, Embolie.
Pflegeziel:
- Kreislaufstabilisierung,
- Vermeiden einer Thrombose.
Pflegemaßnahme:

- Kreislaufüberwachung.
- Arteriell:
  Flüssigkeitsbilanz und spezifisches Gewicht,
  Kreatinin- und Harnstoffkontrolle,
  medikamentös: Volumen, Adrena-

lin, Dopamin nach Verordnung, Hämofiltration möglich.
- Venös:
  Antithrombosestrümpfe, Beinhochlagerung,
  Bewegungsbäder, Physiotherapie,
  medikamentöse Antikoagulation.

4) *Pflegeproblem:*
Ateminsuffizienz.
→ Hypoxie,
→ Atelektasen,
→ Apnoe.
Pflegeziel:
- Stabilisierung der Atmung gewährleisten,
- Verhindern einer Pneumonie.
Pflegemaßnahme:

- Sauerstoffsonde,
- Einsatz der Atemhilfsmuskulatur, Giebelrohr,
- abreiben mit inspirationsfördernden Salben,
- absaugen und Thoraxvibrationen,
- evtl. Beatmung, tracheale Absaugung,
- evtl. Phrenikusschrittmacher,
- medikamentös Sekretolytika, Bronchodilatantien.

5) *Pflegeproblem:*
Darmatonie.
→ Obstipation,
→ Meteorismus,
→ paralytischer Ileus.
Pflegeziel:
- Ausreichende Darmperistaltik.
Pflegemaßnahme:

- Ballaststoffreiche Kost,
- ausreichende Flüssigkeitszufuhr,
- Bauchbinden mit feuchter Wärme,
- Klistiere und Darmrohr nach Abführplan, manuelle Ausräumung,
- medikamentös Laxanzien, Panthenol, Prostigmin.

6) *Pflegeproblem:*
Fehlende Wärmeregulation.
→ Hyperthermie,
→ Hypothermie.
Pflegeziel:
- Erkennen von Abweichungen,
- Regulation.
Pflegemaßnahme:

- Temperatur- und Hautbeobachtung,
- Wadenwickel bzw. abdecken,
- mehr zudecken,
- *keine* aktive Wärme- oder Kältezufuhr,
- ausreichende Flüssigkeitszufuhr,
- Vitalzeichenkontrolle.

7) *Pflegeproblem:*

Stadien der Blasenlähmung:
- Atonische Blase, keine Kontraktion,
- Überlaufblase,
- autonome Blase, schwache Kontraktion,
- Reflexblase, vollständige Miktion.

Im Stadium der atonischen Blase evtl. Dauerkatheter.
→ Infektionsgefahr,
→ Druckgeschwüre,
→ Fistelbildung,
→ Steinbildung.
Pflegeziel:
- Ausschaltung der Komplikationen,
- eigenständige Blasenfunktion.
Pflegemaßnahmen:

- Möglichst frühes Beginnen von 1x-katheterisierten unter aseptischen Bedingungen alle 4 h nach Plan,
- Blasenklopftherapie und Restharnbestimmung,
- mindestens 3 l Flüssigkeitszufuhr am Tag, Bilanz,
- medikamentös Ubretid, Doryl,
- operativ: Sphinkteroperation möglich

8) Pflegeproblem:
Psychische Streßsituation für den Patienten.
→ Ausbildung von Magenulkus möglich.
→ Blutung möglich (dadurch wiederum verstärkte Darmatonie).
Pflegeziel:
- Streßulkus wird vermieden.
Pflegemaßnahme:

- Ausreichende Schmerzbekämpfung,
- Frühzeitige orale Ernährung (diese ist im Anfangsstadium noch nicht möglich, aufgrund der Darmatonie und Ileusgefahr).
- Medikamentös: Antazida, Hemmer (H_2-Hemmer, z. B. Tagamet; hemmen die Salzsäurebildung im Magen).

Psychische Betreuung des Paraplegikers bzw. Tetraplegikers

Schaffen einer ernsthaften, tragenden Beziehung.
Gerade Patienten mit anbahnender Paraplegie, z. B. bedingt durch Metastasen, erleben ihre Situation als tragisch, weil sie sich langsam verschlechtert.
Unfallopfer mit einer Querschnittslähmung werden in der Regel umgehend über ihre Situation aufgeklärt, da alle weiteren Behandlungen und Rehabilitationen nur mit ihrer Mitarbeit geschehen können. So wird ihnen auch mitgeteilt, ob es sich um einen inkompletten, d. h. wieder regenerationsfähigen Querschnitt oder einen kompletten, d. h. endständigen Querschnitt handelt.
Die Grundzüge im Umgang mit Querschnittsgelähmten sind identisch mit denen im Umgang eines Hemiplegikers. Die Stimmungen des Patienten können ähnlich ablaufen (s. Abschn. 18.2: Pflegesituation bei Hemiplegiepatienten).

Nachbehandlung

Es ist anzustreben, einen Querschnittsgelähmten möglichst schnell in ein Rehabilitationszentrum zu verlegen, da er dort gezielt wieder in sein bisheriges Leben integriert wird, je nach seinen noch bestehenden oder wiederkehrenden Funktionen.
Dieses ist natürlich erst dann möglich, wenn der Patient keiner medizinischen Geräte mehr bedarf und von seinen Vitalfunktionen her stabil ist.
Nach einer Wirbelfraktur ist ein Krankenhausaufenthalt von ca. 3 Monaten erforderlich, bis eine Stabilisierung eintritt und der Patient körperlich wieder belastet werden darf.
Für den Patienten ist die Aufnahme in ein Rehabilitationszentrum enorm wichtig und der erste Schritt zur Eingliederung in sein bisheriges soziales Umfeld.

22 Spinale Tumoren

Definition

#Spinale Tumoren wachsen im Bereich des Wirbelkanals und beeinträchtigen somit die Funktion des Rückenmarks.

Ätiologie

Die Häufigkeit der spinalen Tumoren liegt im mittleren Lebensalter.
Insgesamt kommen sie eher selten vor (1–2 pro 100000 Einwohner pro Jahr).
Über die Hälfte aller spinalen Tumoren siedelt sich im Bereich der Brustwirbelsäule an, die übrigen sind etwa gleich auf Hals- und Lendenwirbelsäule verteilt.

Unterteilung

a) *Extradurale Tumoren*
   Dazu gehören:
   – Metastasen des Mamma-, Bronchial- und Prostatakarzinoms,
   – Plasmozytom,
   – hypernephroides Karzinom,
   – Osteome,
   – Osteosarkome,
   – Meningiome,
   – Neurinome.
b) *Intradurale Tumoren*
   Diese können „extramedullär", d. h. außerhalb des Rückenmarks oder „intramedullär", d. h. innerhalb des Rückenmarks wachsen.
   Dazu gehören:
   – #Spongioblastome,
   – #Astrozytome,
   – #Ependymome,
   – #Meningiome,
   – #Neurinome,
   – Metastasen zerebraler #Medulloblastome und #Glioblastome.

Symptomatik

Nicht nur tumoröse Prozesse können die Kompression des Rückenmarks auslösen, sondern auch die Ansiedlung von Parasiten im Wirbelkanal, epi- und subdurale Eiteransammlungen und Hämatome.
Dieses kann zum gleichen klinischen Bild führen, ist im Vorkommen jedoch verschwindend gering.
Sofern nicht durch osteolytische Metastasen in den Wirbelkörpern eine Spontanfraktur auftritt, die eine Querschnittslähmung auslöst (s. Kap. 21: Rückenmarkverletzungen), ist das klinische Bild bei spinalen Tumoren eher uncharakteristisch.
Meist treten folgende Symptome auf:

> • Schmerzen. Je nach Tumorsitz treten verschiedene Schmerzsyndrome auf: Zervikalsyndrom, Gürtelrose, Angina pectoris, Hexenschuß und Ischialgie. Der Schmerz verstärkt sich beim Pressen, Husten und Niesen.
> • Motorische Störungen.
> • Sensibilitätsstörungen.
> • Blasen- und Mastdarmstörungen (selten).

Die Symptomatik wird zu Beginn von der Reizung bzw. der direkten Kompression der Spinalwurzeln, der Dura mater und des Rückenmarks bestimmt.

Später wird die Blutzufuhr gedrosselt, und es kann eine irreversible Schädigung, #Myelomalazie, folgen.
Die unspezifische Symptomatik erschwert zeitlich die Diagnostik, wobei oft auch gutartige spinale Tumoren in der Prognose verschlechtert sind.

Diagnostik

- Klinisch-neurologische Untersuchung,
- Nativaufnahmen der Wirbelsäule,
- CT,
- Myelographie,
- Angiographie,
- MRI,
- Lumbalpunktion und Liquordiagnostik mit #Queckenstedt-Test (Messung der Druckverhältnisse des #Liquors mit Hilfe eines Steigrohres; gibt Auskunft über Behinderungen im Liquorraum bzw. Abflußstaus, die spinale Tumoren häufig auslösen). (Zur genaueren Beschreibung s. unter Queckenstedt-Versuch, S. 40).

Therapie

- Operative Resektion des Tumors, abhängig von Ort und Art des Tumors. Resektion erfolgt nach Hautschnitt, Freilegung der Muskulatur, #Laminektomie (Entfernen der Dornenfortsätze und Wirbelbögen).
- Ist der Tumor nicht operabel, so kann eine Entlastungslaminektomie vorgenommen werden, die jedoch nicht immer erfolgreich ist.
- Zytostatische Therapie, als palliative Maßnahme.
- Immunsuppressive Therapie.

Grundsätzlich sind intramedulläre Tumoren operativ nur bedingt zu resezieren.
Zytostatika und Immunsuppressiva kommen vornehmlich bei der Behandlung von extradural gelegenen Metastasen vor.
Von der Radiotherapie muß Abstand genommen werden, da sie hier zu einer Schädigung des Rückenmarks führt und z. B. Strahlenmyelopathien und Lähmungserscheinungen hervorrufen kann. So kann bei eventueller Bestrahlung, unter welcher der Tumor dennoch weiterwächst, das Vollbild der Querschnittslähmung entstehen.
Patienten, bei denen ein gutartiger spinaler Tumor entfernt wurde, haben alle Chancen zur vollständigen Wiederherstellung.
Patienten mit gutartigen Tumoren, bei denen sich ein beginnender Querschnitt auch nach der Operation nicht umgehend zurückbildet, sind grundsätzlich noch rehabilitationsfähig.
Patienten mit bösartigen spinalen Tumoren, die inoperabel sind, werden in der Regel zu Dauerpflegepatienten. In diesen Fällen ist eine Rehabilitation unmöglich.

Nachbehandlung

Die Nachbehandlung ist sehr zeitaufwendig. Dies muß der Patient unbedingt vorher erfahren, damit er sich darauf einstellen und diesen Prozeß mit Hilfe der betreuenden Personen psychisch durchstehen kann.
Schwerpunkte der Nachsorge sind (s. ergänzend auch Kap. 21: Rückenmarkverletzungen):

- *Vorübergehende parenterale Ernährung*, um postoperative Darmatonie nicht zu beanspruchen und die Gefahr des paralytischen Ileus zu verringern.
- *Behebung der Blasenentleerungsstörung* durch Klopftraining und Einmalkatheter[1], Anregung der Darmperistaltik.
- *Lagerungsbehandlung* zur Vermeidung von Druckgeschwüren.
- *Atemgymnastische Übungen* zur Vermeidung einer Pneumonie.
- *Physiotherapeutische Behandlung* zur Vermeidung von Kontrakturen und zur Aktivierung.

---

[1] Bei nicht heilungsfähigen Patienten mit Querschnittssymptomatik wird sich das sonst unabdingbare Blasentraining aufgrund der schlechten Verfassung nicht immer durchführen lassen, so daß ein Dauerkatheter erforderlich werden kann.

Literatur

Allgemeines Krankenhaus St. Georg (unveröffentl.) Unterrichtsmaterial aus Neurologie und Krankenpflege. Hamburg 1986

Bertolini R, Leutert G (1982) Atlas der Anatomie des Menschen, Bd 3: Kopf und Hals, Gehirn, Rückenmark und Sinnesorgane. Springer, Berlin Heidelberg New York

Büchner F (1956) Allgemeine Pathologie. Spezielle Pathologie, 4. Aufl. Urban & Schwarzenberg, München Wien Baltimore

Faller A (1978) Der Körper des Menschen, 8. Aufl. Thieme, Stuttgart

Geisler L (1983) Innere Medizin II, 11. Aufl. Kohlhammer, Stuttgart

Hafferl A (1969) Lehrbuch der topographischen Anatomie, 3. Aufl. Springer, Berlin Heidelberg New York

Juchli L (1983) Krankenpflege, 4. Aufl. Thieme, Stuttgart

Lanz T von, Wachsmuth W (1979) Praktische Anatomie, Bd 1, Teil 1 A: Kopf. Springer, Berlin Heidelberg New York

Mumenthaler M (1986) Neurologie, 8. Aufl. Thieme, Stuttgart

Nieuvenhuys R, Voogd J, Hujzen C van (1989) Das Zentralnervensystem des Menschen, 2. Aufl. Springer, Berlin Heidelberg New York Tokyo

Pschyrembel (1986) Klinisches Wörterbuch, 255. Aufl. De Gruyter, Berlin

Rohen J, Yokochi C (1984) Anatomie des Menschen. Photographischer Atlas der systematischen Topographie und Anatomie, Bd I und II, 2. Aufl. Schattauer, Stuttgart

Salcman M (1983) Neurologische Notfälle. Thieme, Stuttgart New York

Schiebler TH, Schmidt W (Hrsg) (1987) Lehrbuch der gesamten Anatomie des Menschen, 4. erw. Aufl. Springer, Berlin Heidelberg New York Tokyo

Schiefer W, Wieck HH (1976) Spinale raumfordernde Prozesse. Straube, Erlangen

Schirmer M (1984) Einführung in die Neurochirurgie, 6. Aufl. Urban & Schwarzenberg, München Wien Baltimore

Schmidt RF, Thews G (Hrsg) (1987) Physiologie des Menschen, 23. völlig neubearb. Aufl. Springer, Berlin Heidelberg New York Tokyo

Tutsch D (1981) Taschenlexikon der Medizin, 3. Aufl. Urban & Schwarzenberg, München Wien Baltimore

Glossar

Das nachfolgende Glossar umfaßt die meisten der im Text vorkommenden Fremdwörter und Fachtermini in alphabetischer Ordnung. Die Begriffe wurden im Text mit diesem Symbol # gekennzeichnet. Die Ausführlichkeit der Erklärungen richtet sich nach der Priorität der Begriffe im Textzusammenhang.

Abduzensparese
Lähmung des N. abducens (VI. Hirnnerv): Lähmung des M. rectus lateralis, der das Auge horizontal nach außen bewegt. Klinik: ungekreuzte Doppelbilder, die um so stärker werden, je stärker der Patient zur Seite schaut.
Ursachen: Entzündungen oder Tumoren der Schädelbasis, retroorbitale Tumoren, Thrombose eines Sinus cavernosus, Hirndruck, Hirntumoren, Hirnstammischämien, bestimmte Polyneuropathien (z. B. diabetische), Schädelfrakturen, multiple Sklerose und Myasthenia gravis.

Agnosie
(gr. *gnosis* = Erkennen) Störung des Erkennens trotz ungestörter Funktion der entsprechenden Sinnesorgane. Formen: *akustische Agnosie:* Geräusche und Töne werden gehört, jedoch nicht in ihrem Zusammenhang und ihrer Bedeutung erkannt (v. a. bei Herden im linken hinteren Schläfenlappen); *optische Agnosie:* visuelle Amnesie; Unfähigkeit, Gesichtswahrnehmungen mit dem Erinnerungsgut zu identifizieren (v. a. bei Schädigung im Okzipitallappen).

Agraphie
Unvermögen schriftlicher Mitteilungen.

Akalkulie
Rechenschwäche.

Alexie
(gr. *lexis* = lesen) Unvermögen zu lesen.

Aneurysma
(gr. Erweiterung) Umschriebene Ausweitung der Wand eines arteriellen Blutgefäßes einschließlich des Herzens.
Pathogenetische Einteilung: *anbgeborenes Aneurysma:* Gefäßwandausweitung infolge Fehlens oder mangelnder Entwicklung der inneren elastischen Faserschicht; Vorkommen z. B. an den Hirnbasisarterien. *Mykotisches* Aneurysma, *arteriitisches Aneurysma:* infolge entzündlicher Prozesse, an der Gefäßwand selbst; arteriosklerotisches Aneurysma.

Aneurysmaruptur
Aneurysmen innerhalb des Gehirns finden sich zu 90% im vorderen Bereich des Circulus arteriosus und der A. cerebri media. Bei Ruptur kommt es zu intrazerebralen Massenblutungen, Enzephalorrhagie.

Angiographie
Röntgenologische Darstellung der Gefäße nach Injektion eines Kontrastmittels.

Angiom
Durch Gefäßsprossung entstandene geschwulstartige Neubildung von Gefäßgewebe.

Anisokorie
Seitenungleiche Weite der Pupillen ($>$ 1 mm) durch einseitige Mydriasis bzw. Miosis. Vorkommen: bei Neurosyphilis, örtliche Veränderung des Irismuskels und anderen Erkrankungen.

Antikonvulsiva
(Antiepileptika) Medikament zur Verhinderung oder Abschwächung zentral bedingter Anfälle.

Aphasie
Störung der Sprache bei erhaltener Funktion der zum Sprechen benötigten Muskulatur; zugleich bleiben intellektuelle Fähigkeiten vorhanden.
Motorische Aphasie: Sprachhemmungen oder Sprachnot, agrammatikalische Sprache, ohne Konjugation und Deklination, nur Telegrammstil oder in Stichworten.
Sensorische Aphasie: flüssige, jedoch durch Paraphasien entstellte Sprache, d. h. mit Verdoppelungen und/oder Verschränkungen von Sätzen oder Satzteilen. Sprachverständnis erheblich gestört; Nachsprechen, Lesen, Schreiben und Rechnen ebenfalls gestört.

Apraxie
Unfähigkeit bei erhaltener Beweglichkeit zu handeln, d. h. Körperteile zweckmäßig zu bewegen (ideotorische Apraxie). Beeinträchtigung der Ausführung

sinnvoller Handlungen (ideometrische Apraxie). Klinik: Bewegungen werden gar nicht ausgeführt, wenngleich deren Vorführen richtig erkannt werden kann. Bewegungen können nur falsch, zögernd oder unvollständig ausgeführt werden.
Lokalisation: Läsion der sprachdominanten Hemisphäre und Kommissurphasern des Balkens.

Arachnoidea
Spinnenwebenhaut: bindegewebige Membran, die über den Furchen und Windungen des Gehirns und Rückenmarks hinwegzweigt. Bildet zusätzlich mit der Pia mater die weiche Hirn- und Rückenmarkhaut. Die Außenfläche der Arachnoidea liegt der Dura mater an und begrenzt von innenher den kapillaren Subduralraum. Die Innenfläche ist mit der Pia mater durch ein bindegewebiges Bälkchenwerk verbunden.

Arterien
A. basilaris
Schädelbasisschlagader.
A. carotis (interna, externa)
Kopfschlagader.
A. cerebri (anterior, media, posterior)
Gehirnschlagader.
A. femoralis
Oberschenkelschlagader.
A. maxillaris
Oberkieferschlagader.
A. menigea media
mittlere Hirnhautschlagader.
A. ophtalmica
Augenschlagader.
A. vertebralis
Wirbelschlagader.

arteriovenöse Mißbildung
Oberbegriff für pathologische Kurzschlußverbindung zwischen venösem und arteriellem System.
Lokalisation: Gehirn. Die Progredienz der Gefäßveränderungen, Dilatation und Massenzunahme, ergibt sich aus der veränderten Hämodynamik.

Astrozytom
Typus eines Glioms, 8% aller Hirntumoren, Lokalisation diffus; entarten, wenngleich primär gutartig, nicht selten.

Ataxie
Störung der Bewegungskoordination, des geordneten Zusammenwirkens von Muskelgruppen, mit der Folge, daß z. B. der Gang torkelnd (Gangataxie), und der Stand unsicher (Standataxie) wird. Zielbewegungen mit Händen und/oder Füßen sind nicht mehr zielsicher. Ursache: Funktionsstörungen des Kleinhirns, der Kleinhirnbahnen, der Hirnstrangbahnen des Rückenmarks oder bei Polyneuropathien.

Augenmotorik
Bulbusbewegung durch Aktion der Augenmuskeln.

Aura
Synonym für alle Variationen sensorischer Wahrnehmungen unmittelbar vor einem epileptischen Anfall.

Bandscheibenprolaps
(Bandscheibenvorfall, Diskusprolaps) Herausquellen und Austreten des degenerierten Anulus fibrosus über die Wirbelkörper hinaus.
Lokalisation: Infolge der Beanspruchung und hohen Beweglichkeit sind bevorzugt lumbale, dann zervikale Wirbelsäulenanteile befallen.

Bandscheibenprotrusion
Das Sichvorbuckeln der degenerierten, in der äußeren Faserschicht aber noch intakten Bandscheibe aus ihrem Bett (inkompletter Bandscheibenprolaps).

Beobachtung
Benommenheit
Leichter Grad der Bewußtseinsstörung, verlangsamtes Denken und Handeln. Planmäßige Erfassung sinnlich wahrnehmbarer Vorgänge und Umstände, wobei sich der Beobachter weitgehend rezeptiv verhält, d. h. nicht steuernd in das Geschehen eingreift.

Bobath-Lagerung
Therapie, Verfahren, das zur konservativen Behandlung der Zerebralparese entwickelt wurde; systematisches Training zur Herstellung der normalen Tonuslage, Anbahnung höherintegrierter Bewegungs- und Haltungsreflexe und zur Unterdrückung pathologischer Reflexmechanismen.

Cauda equina
Aus den unteren 3 Lendenwurzeln und allen Sakralwurzeln gebildetes Nervenbündel, das vom Ende des Rückenmarks etwa in Höhe des 2. Lendenwirbels ab nach distal sich verjüngend den untersten Teil des Wirbelkanals durchläuft.

Caudasyndrom
Durch Läsion der Cauda equina entstandene schlaffe Lähmung mit Sensibilitätsstörung an den unteren Extremitäten, oft Blasen- und Mastdarmstörungen. Ursache: Frakturen der Lendenwirbelsäule, Bandscheibenschäden, Tumoren.

Cockie-Drainage
Externe Liquorableitung bei Hydrozephalus.

Computertomographie
Abk. CT, röntgendiagnostisches, computergestütztes, bildgebendes Verfahren. Das CT dient insbesondere zum Nachweis umschriebener diffuser morphologischer Veränderungen.

Déjà-vu-Erlebnis
Erinnerungsfälschung, bei der der Mensch glaubt, etwas gerade Erlebtes früher schon einmal gesehen oder erlebt zu haben.

Demenz
Erworbener geistiger Verfall, affektive Störungen und intellektuelle Ausfälle.

Dermoide
Hautgebilde, die sich meist als Zysten eingekapselt im Körper finden. Entstehung durch fetale Einstülpung des äußeren Keimblattes.

Dexamethason
Glukokortikoid, verwandt mit dem Nebennierenrindenhormon.

Diabetes insipidus
Bei Diabetes insipidus centralis und gleichzeitiger Zerstörung des Durstzentrums oder Bewußtlosigkeit des Patienten entsteht Polydipsie.
Folge: Hyperelektrolytämie, Hypovolämie, Kreislaufversagen.
Diabetes insipidus renalis: rezessiv X-chromosomale Vererbung, nach tubulären Nierenerkrankungen, bei chronischen Elektrolytstörungen und Sichelzellenanämie u. a. Hauptsymptom: Polyurie und Polydipsie.

Diskographie
Röntgenologische Kontrastdarstellung der Bandscheiben.

Diskushernie
Bandscheibenvorfall (s. auch Bandscheibenprolaps).

Diuretika
Stoffe, die die Harnausscheidung steigern sowie die Ausscheidung von Natrium und anderen Salzen. Es kommt zur vermehrten Ausscheidung extrazellulärer Flüssigkeiten.

Doppler-Sonographie
Verfahren der Ultraschalldiagnostik.

Dura mater
Harte Hirnhaut, bildet fibröse Schutzkapsel des Gehirns und Periost der Schädelinnenfläche. *Dura mater spinalis:* harte Rückenmarkhaut.

Elektroenzephalographie
Abk. EEG, Methode zur Registrierung von Potentialschwankungen des Gehirns, Hirnstromwellen.

Elektromyographie
Abk. EMG, Methode zur Registrierung von Muskelaktionspotential.

Elektroneurographie
Messung der Nervenleitungsgeschwindigkeit peripherer Nerven.

Embolisation
Therapeutischer künstlicher Verschluß von Gefäßen mittels eines in einem Blutgefäß liegenden Katheters.

Enzephalitis
Gehirnentzündung, Erkrankung des Gehirns, meist auf infektiös-toxischer oder infektiöser Basis; ist durch das selbständige Auftreten entzündlicher Gewebsreaktionen gekennzeichnet.

Ependymom
Hirntumor aus Ependymzellen.

Epidermoid
Zyste, deren bindegewebige Haut mit geschichtetem Plattenepithel besetzt ist. Vorkommen in allen Schichten des Spinalkanals.

Epiduralblutung
Eintreten von Blut in den Epiduralraum, zwischen Schädelknochen und Dura mater.

Epiduralraum
System von Lympspalten mit Gefäßen und Fett, zwischen Wirbelkanal und Dura mater. Die hier liegenden Spinalnerven sind mit dicken Scheiden umgeben.

Epilepsie
Chronische zerebrale Funktionsstörung, die durch rezidivierende epileptische Anfälle charakterisiert ist, bei denen eine Entladung der Neutronen mit exzessiv gesteigerter Frequenz und abnormer Synchronie zugrunde liegt.

Fazialisparese
Lähmung der zum Gesicht gehörenden Nerven.

fazioorale Therapie
Stimulations- oder Lockerungsmethode (je nach Tonuslage) für Hemiplegiker mit Fazialisparese.

fokaler Anfall
Vom Krankheitsherd ausgehender epileptischer Anfall, der jedoch nur in abgeschwächter Form abläuft.

Fontanelle
Knochenlücke am kindlichen Schädel, zwischen Stirn- und Scheitelbein, wo Kranz- und Pfeilnaht zusammenstoßen. Ihre Form entspricht einem Viereck; sie schließt sich zwischen dem 2. und 3. Lebensjahr.

Formatio reticularis
Von der Medulla oblongata bis ins Zwischenhirn reichendes System. Durch direkte Reizübertragung von sensiblen auf die somatomotorischen Kerne der Hirnnerven, durch indirekte Übertragung von mehrgliedrigen Neutronenketten bis hinauf ins Mittel- und Zwischenhirn und abwärts bis zu den motorischen Vorderhornzellen des Rückenmarks ermöglicht das System der Formatio reticularis die Vermittlung lebenswichtiger reflektorischer Erregungen, die Koordination von Reflexen zu Bewegungen und die Verarbeitung von afferenten Erregungen.

Ganglienzelle
Neurozyten, Nervenzellen, Zellen des Nervengewebes, deren Plasma erregungsleitende Neurofibrillen und Neurosomen enthalten. Sie besitzen Fortsätze, deren Gesamtheit zusammen mit der Zelle als Neuron bezeichnet wird.

Gesichtsfeld
Der mit dem unbewegten Auge sichtbare Teil des Raums.

Gesichtslähmung
Ausfälle sensorisch/motorisch Nervenfaser im Gesicht.

Gesichtsschädel
Viszerokranium. Alle das Gesicht formenden Knochen einschließlich der Gehörknöchelchen.

Glioblastom
Maligne Geschwulst des Gehirns mit schnellem Wachstum und Neigung zu Blutungen.

Glasgow-Koma-Skala
Schema zur Dokumentation von bewußtseinseingeschränkten Patienten.

Großhirn
Die beiden Halbkugeln des Hirns.

Hämangioblastom
Solitäre und lymphatische Neoplasie.

Hämatomyelie
Blutung ins Rückenmark, selten spontan bei Gefäßerkrankungen, häufiger bei traumatischen Ursachen.

Hemianopsie
Halbseitenblindheit; Sehstörung, bei der eine Hälfte des Gesichtsfeldes fehlt.

Hemiparese
Halbseitenschwäche.

Hemiplegie
Halbseitenlähmung.

Hemisphäre
Bezeichnet eine Hälfte des Großhirns.

Hinterhauptsbein
Os occipitale. Knöcherne Grundlage des Hinterhaupts, bildet den größten Teil der hinteren Schädelgrube.

Hinterhauptsloch
Durchtrittstelle an der Schädelbasis für Gefäßstränge und das Rückenmark.

Hirndruck
Druck im Schädelinneren; Drucksteigerung z. B. bei Hydrozephalus.

Hirndurchblutungsmessung
Diagnostische Maßnahmen, z. B. zerebrale Angiographie.

Hirnödem
Feuchte Hirnvolumenvermehrung bei meist weicher Konsistenz durch vermehrten Flüssigkeitsgehalt in den Gewebsspalten des Gehirns. Folge: Hirndrucksteigerung. Bei längerer Dauer Parenchymschädigung möglich.

Hirnstamm
Großhirn ohne Hirnmantel. Hauptabschnitte: Medulla oblongata, Pons, Mesenzephalon, Dienzephalon, subkortikale Endhirnkerne.

Hirnszintigraphie
Verfahren zur Darstellung hirnorganischer Prozesse, mit gestörter Blut-Hirn-Schranke und bei veränderter Perfusion.

Hirntod
Endgültiger Ausfall aller Hirnfunktionen, vor Eintreten des Herztodes.

Hirntumoren
Intrakranielle Geschwülste, die entweder vom Hirnparenchym, von anderen Strukturen des Schädelinnenraums oder von extrakraniellen Tumoren ausgehen.

Hirnventrikel
Hirnkammer (insgesamt 4), die mit Liquor cerebrospinalis gefüllt sind.

Hydrozephalus
(sog. Wasserkopf) Erweiterung der Liquorräume durch Störungen der Liquorzirkulation, Verminderung der Liquorresorption, Störung in der Liquorpassage oder vermehrte Liquorproduktion.

Hyperakusis
Pathologisch gesteigertes Hörempfinden. Bei Fazialislähmung mit Beteiligung des M. stapedius, ferner bei Erscheinungen wie Neurosen.

hyperdenser Bezirk
Begriff aus der Computertomographie; besonders dichter Bereich.

hypodenser Bezirk
Begriff aus der Computertomographie; weniger dichter Bereich.

Hypophyse
Hirnanhangsdrüse, kirschgroßes Gebilde in der Sella turacica, ist direkt mit dem Hypothalamus verbunden und stellt mit diesem eine morphologische, funktionelle Einheit dar.

Hypophysektomie
Hypophysenausschaltung.

Hypophysenadenom
Hypophysentumor. Unterscheidung: a) eosinophile Adenome; mit Wucherung STH-produzierender Zellen, führen zur Akromegalie; b) basophile Adenome; beim Cushing-Syndrom; c) chromophobe Adenome: sind hormonal inaktiv, verursachen endokrine Symptome durch Zerstörung von hormonproduzierenden HVL- oder HHL-Anteilen.

Hypophysenhormone
Von der Hypophyse produzierte Hormone.

Hypophyseninsuffizienz
Erkrankung der Hypophyse, bei der sie ihre Tätigkeiten einstellt oder nur vermindert ausübt.

Hypothalamus
Unterhalb des Thalamus gelegene zentralvenöse Re-

gion, Teil des Zwischenhirns. Hier finden sich dem vegetativen Nervensystem übergeordnete Zentren, welche die wichtigsten Regulationsmechanismen des Organismus zusammenfassend leiten.

Immunsuppressiva
Physikalische, chemische oder biologische Agenzien, die in der Lage sind, immunologische Reaktionen zu unterdrücken bzw. abzuschwächen.

isodenser Bezirk
Bereich, bei dem ein Konzentrationsausgleich zwischen 2 Flüssigkeiten besteht (Begriff aus der Computertomographie).

Isotopendiagnostik
Diagnostik mit Radionukleiden.

Jackson-Anfall
Sonderform der Epilepsie mit (motorischen und sensiblen) fokalen Anfällen infolge umschriebener zerebraler Veränderungen.

Jamais-vu-Erlebnis
Entfremdungserlebnis gegenüber der vertrauten Umwelt.

Keilbein
Knochen der Schädelbasis.

Kernspinresonanztomographie
Computergestütztes, bildgebendes Verfahren zu diagnostischen Zwecken.

Kleinhirn
Der in der hinteren Schädelgrube unterhalb der Hinterhauptlappen gelegene Teil des Gehirns. Funktion: Mitwirkung bei der Aufrechterhaltung der normalen Tonuslage der Skelettmuskulatur und des Körpergleichgewichts, Regulierung der Innervationsgröße der Einzelbewegungen und deren Zusammenfasusng zu geordneten Bewegungsabläufen.

Klonus
Heftige verworrene Bewegungen.

Knochenszintigraphie
Verfahren zur Darstellung pathologischer Knochenveränderungen.

Kolloidzyste
Gutartige Geschwulst, die sich am 3. Hirnventrikel bildet.

Koma
Bewußtlosigkeit; ein Zustand tiefster Bewußtseinsstörung; durch äußere Reize nicht zu unterbrechen.

Koordinationsstörung
Können als Folge zerebraler, spinaler oder peripherer Schädigung des Nervensystems auftreten. Bei diesen Störungen ist der harmonische Ablauf einer Bewegung nicht mehr möglich.

Kornealreflex
Wichtiger Fremdreflex, bei dem bei Betupfen der Kornea der Lidschluß erfolgt.

Kraniopharyngeom
Mißbildungstumor, der durch Druckerscheinungen die Hypophyse und Sehnervenkreuzung schädigen kann.

Kraniotomie
Operative Eröffnung des Schädels.

Kryhypophysektomie
Kry. Kältechirurgie, Kältenekrotisierung; medizinische Anwendung der Kryotechnik, Erzeugung tiefer Temperaturen.
Hier: Ausschaltung der Hypophyse durch besagtes Verfahren.

Lambdanaht
Physiologische Schädelknochennaht/-unterbrechung.

Laminektomie
Operativer Zugang zum Rückenmark bzw. zur Bandscheibe und zum dorsalen Wirbelkörperabteil durch Resektion des hinteren Anteils des Wirbelbogens mit Dornenfortsatz.

Lappenschwellung
Relativ häufige Komplikation nach hirnchirurgischen Eingriffen, bei der es zu vermehrter Flüssigkeitseinlagerung in einem oder beiden Stirn-/Schläfenlappen kommt.

Laryngospasmus
Stimmritzenkrampf mit plötzlicher Apnoe, Zyanose u. a.

limbisches System
Funktionelles System des ZNS. Es ist die dem Hypothalamus direkt übergeordnete Zentrale des endokrinen und vegetativ-nervösen Regulationssystems.

Lindau-Tumor
Angioblastom des Kleinhirns mit ausgedehnter Zystenbildung.

Liquor
Liquor cerebrospinalis: Gehirn-Rückenmark-Flüssigkeit.

Liquorraumszintigraphie
Diagnostische Maßnahme zur Darstellung der Liquorzirkulation.

Lumbalpunktion
Punktion des Duralsackes mit einer langen Hohlnadel zur Gewinnung von Liquor cerebrospinalis (zu diagnostischen Zwecken).

Medulla oblongata
Verlängertes Mark. Geht in Höhe des 1. Zervikalnerven ohne scharfe Grenze aus dem Rückenmark hervor und reicht ventral bis zum kaudalen Rand der

Brücke. Enthält lebenswichtige Zentren der Groß- und Kleinhirnrinde und der Hirnnervenkerne.

Meningismus
Kombination von Symptomen, die durch eine Erkrankung der Meningen verursacht werden, insbesondere Kopfschmerzen, Lichtempfindlichkeit, Nackensteifheit.

Meningitis
Entzündung der Meningen, der harten und weichen Hirnhaut bzw. der Rückenmarkhaut.

Meningozele
Hirnhautbruch, Ausstülpung von Hirnhäuten mit Flüssigkeitsansammlung durch einen Defekt des knöchernen Schädeldaches.

Michel-Klammer
Bügelförmige Wundklammer aus Neusilber mit je einem konkavseitigen Zähnchen an den ringförmigen Enden.

Monoparese
Schwächung einer einzelnen Extremität.

Monoplegie
Lähmung einer einzelnen Extremität.

Morbus Cushing
Krankheitsbild, gekennzeichnet durch vorwiegende Kortisolerhöhung im Plasma.

Mydriasis
Pupillenerweiterung durch Sympathikusreizung oder Okulomotoriuslähmung. Vorkommen: bei allen stärkeren sensiblen, sensorischen und psychischen Reizen oder Erregungszuständen. Herd gleichseitig bei extra- oder subduralen Blutungen u. a.

Myelographie
Darstellungsverfahren des Spinalkanals durch Röntgenverfahren, Röntgenkontrastverfahren.

Myelomalazie
Rückenmarkerweichung, degenerative Veränderung des Rückenmarks als Folge von Durchblutungsstörungen, Entzündungen oder mechanischen Einwirkungen.

Nerven
N. abducens
VI. Hirnnerv.
N. accessorius
XI. Hirnnerv.
N. facialis
VII. Hirnnerv.
N. glossopharyngeus
IX. Hirnnerv
N. hypoglossus
XII. Hirnnerv.
N. mandibularis
3. Ast des N. trigeminus.
N. maxillaris
2. Ast des N. trigeminus.
N. oculomotorius
III. Hirnnerv.
N. olfactorius
I. Hirnnerv.
N. ophthalmicus
1. Ast des N. trigeminus.
N. opticus
II. Hirnnerv.
N. statoacusticus
N. vestibulocochlearis, VIII. Hirnnerv.
N. trigeminus
V. Hirnnerv.
N. trochlearis
IV. Hirnnerv.
N. vagus
X. Hirnnerv.
N. vestibulocochlearis
VIII. Hirnnerv.

Nervenverletzungen
Schädigungen der Nervenzelle (Neurozyt), der sensorischen, motorischen und vegetativen Fasern, mit entsprechenden neurologischen Ausfällen.

Neurinom
Nervenfasergeschwulst, die aus Zellen der Schwannscheide hervorgeht, jedoch keine Achsenzylinder oder Markscheiden enthält. Neurinome können an sensiblen Rückenmarkwurzeln, an Hirnnerven entstehen. Da Neurinome von sensiblen Fasern ausgehen, treten als erste Symptome Schmerzen oder sensorische Erscheinungen auf.

Neurokranium
Gehirnschädel.

neurologische Kontrolle
Schema zur Überwachung von neurologischen/neurochirurgischen Patienten.

Neurom
Ganglioneurom, Geschwulst aus Nervenfaser mit Achsenzylinder, Ganglienzellen, Fett- und Bindegewebe. Diese echten Neurome sind selten und kommen besonders am thorakalen Sympathikus vor. Amputationsneurome sind knollige Aufreibungen der Nervenenden in Amputationsnarben.

Neuroradiologie
Untersuchungen betreffend das Nervensystem, die mittels Röntgenaufnahmen durchgeführt werden.

Neurotransmitter
Chemische Überträgerstoffe, Substanzen, die an den Synapsen des ZNS und den peripheren Nerven den Nervenreiz auf chemischem Wege weiterleiten.

Nystagmus
Augenzittern, unwillkürliche, rhythmische, schnell aufeinanderfolgende Zuckungen der Augäpfel, auch in Ruhestellung.

Okulomotoriusparese
Lähmung des III. Hirnnerven bzw. dessen zu versorgender Muskeln.

Oligodendrogliom
Maligner Tumor des Hirns, ausgehend von den Oligodendrozyten. Hauptsächlich im Großhirnbereich lokalisiert.

Pandy-Reagenz-Lösung
Wäßrige Phenolsäure, mit welcher Trübungsreaktion des Liquor cerebrospinalis durchgeführt wird. Gibt Hinweis auf eine Vermehrung des Eiweißgehaltes im Liquor.

Paralyse
Vollständige Lähmung.

Paraparese
Doppelseitige Lähmung, insbesondere der unteren Extremitäten bzw. deutliche Bewegungsschwäche.

Paraplegie
Vollständige Lähmung zweier symmetrischer Extremitäten, besonders beider Beine bei Querschnittsläsion des Rückenmarks.

Parästhesie
Mißempfindungen, Sensibilitätsstörungen, z. B. Kribbeln, Prickeln, Einschlafen der Glieder.

Parasympathikolytika
Atropinartig wirkende Stoffe, welche die Erregungsübertragung an den parasympathischen Nervenendigungen hemmen.

Parasympathikomimetika
Pharmaka, die an den Erfolgsorganen gleiche oder ähnliche Wirkung haben wie eine Erregung parasympathischer Nerven.

Parasympathikus
Abgrenzbarer Teil des vegetativen Nervensystems.

Parenchym
Die speziellen Zellen eines Organs, die seine Funktion bedingen.

Parese
Motorische Schwäche, unvollständige Lähmung.

periphere Lähmung
Minderung oder Verlust der Bewegung eines oder mehrerer Muskeln, bezogen auf die Arme oder Beine.

peripheres Nervensystem
Gesamtheit des Nervengewebes als morphologische und funktionelle Einheit mit der Befähigung zur Reizaufnahme, Erregungsleitung und Verarbeitung sowie motorischer Beantwortung in bezug auf Hirn- und Rückenmarknerven.

Pfeilnaht
Sagittalnaht, in der Mittellinie zwischen beiden Scheitelbeinen.

Phlebographie
Form der Vasographie, röntgenologische Darstellung der Venen.

Pia mater
Der gefäßführende Teil der weichen Hirnhaut.

Plegie
Motorische Lähmung ganzer Gliedmaßen oder einzelner Gliedmaßenteile.

Plexuspapillom
Hirntumoren, die ihren Ausgang vom Plexus chorioideus nehmen, dem Aderngeflecht der Hirnkammern; gutartig.

Polyurie
Krankhafte Vermehrung der Harnmenge bis auf 10–20 l/Tag.

Prämedikation
Medikamentöse Narkosevorbereitung.

psychomotorischer Anfall
Form des epileptischen Anfalls.

psychoorganisches Syndrom
Durchgangssyndrom, übergangsweise auftretende Verwirrungszustände.

Pupillenmotorik
Bewegung der Pupillen, Lichtreaktion.

Pyramidenbahn
Gesamtheit der absteigenden Leitungsbahnen des ZNS, die in der Großhirnrinde entspringen und bis zu den motorischen Kernen der Hirnnerven oder an den Vorderhornzellen des Rückenmarks ziehen. Eine der wichtigsten Leitungsbahnen der willkürlichen Motorik.

Queckenstedt-Test
Bei Liquorentnahmen zuweilen auftretendes verzögertes Einsetzen oder vollkommenes Ausbleiben der normalen Drucksteigerung im Manometer des Entleerungsapparates bzw. Zunahme der Tropfgeschwindigkeit aus der Nadel bei Druck auf die Halsvenen; bei Rückenmarktumoren.

Querschnittslähmung
Vollständige oder teilweise Schädigung eines Rückenmarkquerschnitts, mit spastischer oder schlaffer Lähmung.

Radiologie
Lehre von den Strahlen, in der Medizin Nutzbarmachung bestehender Strahlungsarten. Arbeitsbereich der Röntgendiagnostik, Strahlentherapie und Nuklearmedizin fallen unter diesen Sammelbegriff.

Reflexbogen
Nervöse Bahn des reflektorischen Erregungsablaufs, Endorgan als Rezeptor – zugehöriger sensibler Nerv – ZNS – zentrifugaler Nerv – Erfolgsorgan.

Reflexe
Physiologische, unwillkürliche und regelhaft ablaufende Vorgänge, als Antwort auf einen Reiz.
- Eigenreflex
- Fremdreflex
- pathologische Reflexe.

Reflexstörung
Minderung oder Erlöschen von unwillkürlich, regelhaft ablaufenden Vorgängen als Antwort auf einen Reiz.

Ressourcen
Schon bestehende Fähigkeiten, die z. Z. nicht genutzt werden, jedoch durch Motivation der betreffenden Person geweckt werden können, um ihr wieder als Aktionspotential zur Verfügung zu stehen.

Röntgendiagnostik
Bildliches Darstellungsverfahren.

Rückenmark
Der im Wirbelkanal eingeschlossene Teil des ZNS; reicht vom Abgang des 1. Halsnerven bis in die Höhe des 2. Lendenwirbels. Beinhaltet die graue und weiße Substanz.

Rückenmarkverletzungen
Rückenmarkschädigung durch Erkrankungen.

Sarkom
Bösartige Geschwulst.

Schädelbasis
Basis cranii externa und interne, untere knöcherne Begrenzung des Schädels.

Scheitelbein
Os parietale.

Schläfenbein
Os temporale.

Schmerz
„Psychiatrisches Korrelat eines vitalen Schutzreflexes" (Sherrington). Eine Vielzahl von den körperschädigenden Einwirkungen und Reizarten kann Schmerzen verursachen. Jede Schmerzempfindung besitzt primär eine emotional unangenehme Komponente. Schmerz ist ein biologisches Alarmsignal mit Schutzfunktion.

Sensibilitätsstörungen
Generelle oder lokale Überempfindlichkeiten, Mißempfindungen oder auch Minderung der Tiefensensibilität.

sequestrierender Bandscheibenprolaps
Bandscheibenvorfall, bei dem sich das abgestoßene Gewebe vollständig vom restlichen ablöst.

Shunt(operation)
Nebenschluß, Kurzschlußverbindung zwischen 2 flüssigkeitsgefüllten Räumen.

Siebbein
Os ethmoidale.

Somnolenz
Quantitative Bewußtseinsstörung, schläfriger Zustand, aus dem der Patient aber noch jederzeit erweckbar ist.

Sopor
Bewußtseinsstörung stärkeren Grades, Erweckbarkeit nicht mehr provozierbar, Reaktion nur noch auf stärkste zugeführte Reize.

spastischer Reflex
Überreaktion des Körpers als Antwort auf einen Reiz.

spinale Tumoren
Rückenmarktumoren.

spinaler Schock
Zu Beginn einer traumatischen Querschnittslähmung besteht ein totaler Verlust der Sensibilität, eine schlaffe Paraplegie ohne Pyramidenbahnzeichen kaudal der Läsion sowie eine Lähmung von Blase und Mastdarm. Diese Phase kann 3–6 Wochen dauern.

Spongioblastom
Gutartige Tumoren mit langsamen Wachstum, ausgehend vom Hirnstamm- und Kleinhirnbereich.

spontane intrakranielle Blutung
Atraumatische akut auftretende Blutung ins Schädelinnere.

Stammhirn
Alle Hirnanteile (mit Ausnahme des Kleinhirns), die dem Großhirn und damit dem Telenzephalon untergeordnet sind.

Status epilepticus
Form des epileptischen Anfalls; immer wiederkehrende aufeinanderfolge Anfälle, die eine akute Lebensgefahr für den Patienten darstellen.

Stauungspapille
Wichtige Veränderung des Augenhintergrundes: Schwellung, knopfförmige Vorwölbung und glasige Trübung der Sehnervenpapillen mit Verlust ihrer scharfen Begrenzung als Zeichen der intrakraniellen Drucksteigerung.

Stirnbein
Os frontale.

Streckkrämpfe
Symptom bei einer akuten Schädigung der Medulla oblongata.

Stupor
Zustand geistiger und körperlicher Erstarrung bei Aufhebung aller Willensleistungen; Denkvorgang meist eingeschränkt.

Subarachnoidalblutung
Akute Blutung in den Subarachnoidalraum, spontan

oder infolge intrakranieller Drucksteigerung. Blutungsquelle ist fast immer ein basales Aneurysma, seltener ein Angiom.

Subarachnoidalraum
Unter der Arachnoidea gelegener Raum.

Subduralblutung
Subdurales Hämatom.

Subduralraum
Unter der Dura mater gelegener Raum.

Subokzipitalpunktion
Zisternenpunktion zur Gewinnung von Liquor cerebrospinalis.

Subtraktionsangiographie
Diagnostisches Verfahren zur Gefäßdarstellung.

Sympathikolytika
Stoffe, die den Sympathikus in hemmender Weise beeinflussen.

Sympathikomimetika
Stoffe, die in anregender Weise auf den Sympathikus wirken.

Sympathikus
Teil des vegetativen Nervensystems.

Synapse
Umschaltungsstelle für die diskontinuierlichen Erregungsübertragungen von einem Neuron auf ein anderes.

Teratom
Teratoide Geschwulst, angeboren durch Störung der Entwicklung.

Tetraparese
Inkomplete Lähmung mit Befall sämtlicher Gliedmaßen.

Tetraplegie
Komplette Lähmung aller 4 Gliedmaßen.

Thalamus
Zentrale subkortikale Sammel- und Umschaltstelle für alle der Großhirnrinde zufließenden sensiblen sensorischen Erregungen aus der Um- und Innenwelt.

transphenoidale Hypophysektomie
Transnasale Entfernung der Hypophyse bzw. des Hypophysentumors.

Trepanation
Anbohrung des Schädels für operative Eingriffe am Gehirn.

Tuberkulostatika
Chemotherapeutika, die wegen ihrer bakteriostatischen Wirkung auf Tuberkelbakterien in einer Therapie der Tuberkulose Verwendung finden.

vegetatives Nervensystem
Autonomes Nervensystem; Regelung der Lebensfunktionen.

Venen
V. cerebri magna (V. Galeni)
Hirnbasisvene.
V. jugularis
Drosselvene.

Ventrikulographie
Darstellung der Ventrikelsysteme durch Einlegen einer Sonde.

Viszerokranium
Gesichtsschädel.

Vorderhornzellen
die nach vorn gelegenen Teile der grauen Masse des Rückenmarks, aus denen die vorderen Wurzeln mit den motorischen Nerven entspringen.

Willkürmotorik
Bewußt ausgeführte Bewegungsabläufe.

zentrale Lähmung
Lähmung, die durch einen Krankheitsprozeß im Hirn oder Rückenmark bedingt ist.

zentrales Nervensystem
Gehirn und Rückenmark, regelt die Beziehung zur Umwelt, vermittelt Empfindungen und Bewegungen, ist willentlich beeinflußbar.

zerebrospinales Nervensystem
Zusammenfassender Begriff für das periphere und zentrale Nervensystem.

Register

Abführmaßnahmen 80, 85
Abszeß 53
ACTH 69, 70
A-Delta Fasern 25
Adiuretin 69
Adrenalin 30, 115
Agraphie 32
Agnosie 32
Akalkulie 32
Akromegalie 70
Aktivitäten 31, 96, 100, 117
Alexie 32
Anfall 50–51
–, grand-mal 51
–, Jackson 50
–, psychomotorischer 50
Aneurysma 75–79
Angiographie 46, 48, 63, 64, 79
Angiom 64–66
Anisokorie 81
Antikonvulsiva 51, 64, 79, 82–84
Antithrombosestrümpfe 80, 83, 112
Aphasie 32, 78, 101
Apoplexie 92
Apraxie 32
Aquaeductus sylvii 20
Arachnoidea 17, 18, 75
Arteria basilaris 14, 15
–, carotis ext. 16, 63
–, cerebri anterior 15
–, –, media 15
–, –, posterior 15
–, communicans posterior 15
–, maxillaris 16
–, meningea media 16
Arteriae, carotides int. 14
–, vertebralis 4, 14
Aspirationsgefahr 92, 102
Astrozytom 66, 67, 118
Ataxie 33, 67, 73, 74
Ateminsuffizienz 57, 78, 116
–, stillstand 57
Aura 51
Ausscheidung 30, 71

Bandscheiben 109
–, degeneration 112

–, prolaps 110
–, protusion 109
Barbiturate 87
Benommenheit 34, 53
Beobachtung 29, 30, 31, 88–91
Bettschüssel 97, 98
Bewußtsein 33
–, Beobachtung 30, 88–91
–, Eintrübung 57, 76
Blasen-Darm-Entleerung 100
Blasenstörung 113, 116, 118
Blutdruck 5
Blut-Hirn-Schranke 58
Blutung 56, 64, 76
–, epidural 81
–, subarachnoidal (SAB) 59, 64, 75–81
–, subdural 81
Bradycardie 115

Cauda equina 17, 40, 113
Cauda-Syndrom 111
C-Fasern 21
Circulus arteriosus 15
Cockie-Drainage 61

Darmatonie 116
Dekubitus 58
Dermoid 67
Dexamethason 57, 64
Diabetes insipidus 71
Digitale-Substraktionsangiographie (DSA) 48
Diskographie 49
Diskushernie 109, 110
Dokumentation 84, 87–91
Dopamin 21, 116
Dopplersonographie 48
Dura mater 17, 18, 75, 82

Elektroenzephalographie (EEG) 39, 50, 63, 66, 82
Elektrolyte 71, 83
Elektromyographie (EMG) 39, 107
Embolisation 65
Endorphine 27
Enzephalitits 52, 53
Ependymom 66, 67, 118
Epidermoid 67

Epiduralraum 18, 17, 75
Epilepsie 50, 51, 54, 64, 66–68, 73

Fazilitation 101–103
Fieber 52, 54
Foramen intervertebrale 17
–, magnum 3
–, transversarium 17
Foramina monroi 20
Formatio reticularis 26
Freies Intervall 81, 90
FSH 69, 70

Gallertkern 109
Gesichtsfeld 31
Glasgow-Coma Scale 89, 90
Glioblastom 66, 67, 68
Grenzstrang 21, 26
Großhirnrinde 12, 26
Gyri cerebelli 10

Hämangioblastom 68
Hämatom 59, 83
Hämatomyelie 113
Hemianopsie 70
Hemisphären 10, 67
Hirndurchblutungsmessung 45
–, druck 40, 56
–, –, messung 84
–, –, steigerung 66–68, 73, 74, 84
–, Endhirn 7, 10
–, Großhirn 7, 62
–, häute 17, 75
–, infarkt 51, 92
–, Kleinhirn 7, 10, 72, 74
–, Mittelhirn 7, 13
–, Nachhirn 7
–, nerven 8, 22–24, 73
–, nervenverletzung 24
–, oedem 56, 79
–, schädel 1, 2, 3
–, stamm 7, 10–12, 62, 74, 78
–, tod 57, 62, 63
–, tumor 66–74
–, Zwischenhirn 7, 8, 11
Hormone 66, 68–70
Hydrozephalus 47, 59–61, 62, 70, 72, 74
Hypertonie 70, 75
Hypophyse 13, 68–70
–, adenom 68–70
–, ektomie 70
–, Kryhypophysektomie 70
Hypothalamus 13, 69

Immobilisation 80, 111, 115
–, schäden 60, 80, 111
Infektionen 52–55, 60
Inkretin 67

Intensivüberwachung 84
Intubationsnarkose 71, 111

Kausalgie 107
Kolloidzyste 72
Koma 34, 53, 57, 89
Kontrastmittel 44
Kontrollen 71, 88–91
Koordinationsstörung 33
Kopfschmerz 53, 54, 56, 67, 71
–, muskulatur 6
Kortison 67, 79, 82
Krampfanfall s. Epilepsie
Kraniopharyngeom 66, 72
Kraniotomie 41, 83
Kreislaufstillstand 57, 62
Kreuzblut 83

Laminektomie 111, 119
Lappenschwellung 41, 42, 86
Lagerung 71, 85, 86, 94, 95, 111
–, Bobath 95
–, möglichkeiten 85, 95, 96, 111
–, wechsel 95, 111
LH 69, 70
Limbisches System 26
Liquor 18, 20, 40, 75
–, Lumbalpunktion 40, 43, 86, 119
–, zirkulationsprüfung 47
Lobus frontalis 10, 67, 70
–, occipitalis 10
–, parietalis 10
–, temporalis 10, 67

Meningeom 66, 73, 118
Meningitis 53, 54
Meningismus 53, 78, 84
Medulla spinalis 9, 17
–, oblongata 7–9, 12, 14, 78
Medulloblastom 66, 72
Michelklammer 84, 86
Motorik 31
–, Pupillen 32, 62, 78
–, Augen 62
Morbus Cushing 70
Myelitis 113
Myelographie 43, 110
Myelomalazie 119

Nasentamponade 70, 71
Nozirezeptoren 25
Nervenverletzungen 24, 106
–, peripher 106
–, naht 108
–, transplantation antologe 108
Nervensystem 21
–, zerebrospinalis 21
–, vegetatives 21
Nervus abducens 23

132 Register

-, facialis 19
-, opticus 15, 22
-, vagus 21, 23
Neurolyse 108
Neurostatus 89, 90
Neurinom 66, 73, 118
Nystagmus 31, 67, 73, 74

Obstipation 80, 116
Oligodendrogliom 73
Organspende 63
Os coronalis 3
-, ethmoidale 1
-, frontale 1-3
-, occipitale 1-3
-, parietale 1-3
-, temporale 1
-, sphenoidale 1
Oxitozin 69

Parasympathikus 21
-, lytika 21
-, mimetika 21
Prarästhesien 92, 110
Parese 32, 33, 110
-, Fascialis 31, 92
-, halbseiten 33, 66, 67, 76, 92
-, mono 33
-, para 33
-, tetra 33
Pflege 58, 65, 71, 111, 115
-, check 58, 79, 83, 84, 92, 111, 115
-, Haut 93, 115
-, maßnahme 58, 71, 79, 80, 90, 115
-, problem 78-80, 92, 115
-, situation 93
-, ziel 71, 79
Phrenikusschrittmacher 116
Physiotherapie 99
Pia mater 17, 18
Plegie 33
-, Hemi 33, 66, 92
-, Mono 33
-, Para 33, 115
-, Tetra 33, 115
Plexus brachialis 19
-, choroidea 13
-, lumbalis 19
-, papillom 74
-, sacralis 19
Pons 8, 12, 14, 78
Prophylaxe 58, 85, 93, 111, 112
-, Dekubitus 58, 85, 111, 112
-, Kontraktur 58, 85, 111, 112
-, Pneumonie 58, 85, 111, 112
-, Thrombose 58, 85, 111, 112
Prostaglandin 25

Queckenstedt-Versuch 40, 119
Querschnittslähmung 114-117, 118

Raumverhalten 93
Rautenhirn 14
Rückenmark 4, 17, 19, 23, 75
-, verletzungen 113
Reflexe 31, 33, 63, 76, 106
-, Babinsky 76
-, bogen 78
-, Eigenreflex 33, 106
-, Fremdreflex 33
-, Kornealreflex 31, 33, 63
-, Pupillenreflex 31, 33, 81, 88
Ressourcen 30

Sarkom 74
Schädel 1-4, 35
-, basis 1, 3
-, Gesichtsschädel 1, 4
-, Schädel-Hirntrauma (SHT) 24, 51
-, nähte 1-3
Schantzschenkragen 112
Schmerz 25-28, 107, 118
-, behandlung 28, 84, 111
-, empfindung 25
-, erlebnis 25, 28
-, Phantomschmerz 107
-, reiz 25, 26, 63
Schock 62, 113
Schonhaltung 110
Sensibilität 33
-, störung 33
Shunt 60
-, infektion 60
-, operation 60, 71, 83
Somnolenz 34, 53, 89
Sopor 34
Spastik 76
Spinale Angiographie 48
-, Nerven 21
-, Tumore 118-119
Spongioblastom 74, 118
Status epileptikus 51
Stauungspapille 57, 58, 59, 67
STH 69, 70
Streckkrämpfe 57
Stupor 34, 89
Subarachnoidalraum 41, 42, 43, 75
Subduralraum 17, 18, 42, 75
Subokzipitalpunktion 43
Sulci cerebelli 10
Sutura coronalis 1, 3
-, lambdoidea 1
-, sagittalis 1
Sympathikus 21
-, lytika 21
-, mimetika 21

Szintigraphie 44
-, Hirn 44
-, Knochen 45

Tapping 102, 103
Tentorium cerebelli 18
Terminalschlaf 51
Thalamus 8, 11, 12, 26, 73
Thrombose 76, 79, 115
Todeszeitpunkt 63
Tomographie 36, 37
-, Computer 36, 64, 66, 79, 82, 111
-, Kernspinresonanz 37, 79
Transossäre Phlebographie 49
Transfer 99
Transurethralkatheter 85, 119
Trepanation 82
TSH 70

Übelkeit 50, 56, 59, 79
Unruhe 50

Vena cerebri magna 16
-, sinus sagittalis sup. 16
Ventrikel 11, 13, 14, 59, 72, 75
Ventrikulographie 49

Wirbel 35, 109
-, kanal 43, 109
-, körper 35, 109
-, säule 35
Wurzeltod 111
-, Hinterwurzel 26
-, Vorderwurzel 26

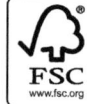

MIX
Papier aus verantwortungsvollen Quellen
Paper from responsible sources
FSC® C105338

If you have any concerns about our products,
you can contact us on
ProductSafety@springernature.com

In case Publisher is established outside the EU,
the EU authorized representative is:
**Springer Nature Customer Service Center GmbH
Europaplatz 3, 69115 Heidelberg, Germany**

Printed by Libri Plureos GmbH
in Hamburg, Germany